平凡社新書
945

# 先端医療と向き合う

## 生老病死をめぐる問いかけ


橳島次郎
NUDESHIMA JIRŌ




HEIBONSHA

# はじめに

生老病死とは、元は人間の苦しみの根本的な源を説いた仏教の言葉で、四つ合わせて「四苦」という。

古来、人間は、生まれ、病み、老い、死んでいくことからくる苦しみに向き合い、悩み、対処してきた。二一世紀のいまも、その悩み苦しみには、太古の昔から変わらないものがあるだろう。

だが二〇世紀後半から医療技術が高度に進展して、人間の生老病死に深く介入し、そのあり方を揺るがすようになってきた。現代医療はもちろん多くの人の命を救い、生活の質を改善する恩恵をもたらしてきた。しかし一方で、昔は考えなくてよかった新しい悩み苦しみも出てきた。それに対処するのが、私が専門にしてきた、生命倫理である。

## 生老病死をめぐる新しい悩みの例——脳死

具体的にどんな新しい悩みがあるかといえば、たとえば、脳死は人の死か否か、という問題がある。これは、昔は考えなくていいことだった。脳死は、救命医療が発達し、人工呼吸器などの医療機器が完備されたところでしか起こりえない状態だからだ。いまでも、そうした現代的な設備がないところでは、脳死になることはない。脳に深刻なダメージを受ければ、呼吸が止まり心拍も止まって、死に至る。

脳死がもたらした悩み苦しみは、大きくいって二つある。一つは、脳死状態になったら、もう回復不可能なので、人工呼吸などの医療措置をやめ、死に至らしめていいかということ。これはいわゆる終末期医療の問題である。もう一つは、脳死状態になったら、もうその人は死んでいるとみなして、動いている心臓やそのほかの臓器を、ほかの患者の治療のために取り出し移植していいかという問題である。

この問題に、いち早く対応したのが米国だった。一九六八年にハーバード大学医学部が、「不可逆的昏睡《こんすい》の定義」という指針を発表した。これは脳死判定基準を示した文書で、脳死で人の死を宣告してよいという判断が、世界で初めて公にされたのである。欧米社会は、この脳死による死の判定を受け入れ、臓器移植に道を開いた。それに対し日本では、脳死で死を判定することへの抵抗が強く、臓器移植も進まないできた。

だがじつは欧米でも、脳死判定への疑問は現在でも完全に払拭《ふっしょく》されてはいない。欧米でもいやな人はいやなのだ。それは、医療技術がもたらした新たな生老病死にどう向き合うかという、現代人の共通の悩みなのである。安らかな死とは何か、臓器移植で助かる命があることをどう考えるか。そこで、心臓が動き体も温かい状態でも、もう死んだと思い切れる人がどれだけいるか。脳死判定と臓器提供を左右するのは、そうした個々の判断の積み重ねの結果であって、国民性がどうとか宗教がどうとかいうのは、個々の判断の背景ではあっても、決定要因ではないのではないだろうか。

## 本書のねらいと内容

本書では、人が生まれ、病んで、老いて死んでいく、その順に沿って、現代医療がもたらす問いかけに向き合ってみたい。一つ一つのことがらについて、だいじだと思われることを、わかりやすく、短くまとめて並べてみた。事項によっては、さらに「もう少しくわしく」という節を追加して、問題となることの背景や意味や広がりを掘り下げてみた。

まず第一章では、命を授かる前から、子が生まれるまでの問題を取り上げる。人間の体外受精の実用化は、不妊治療に道を開いた一方で、人の命はいつ始まるか、生まれる前の命の選別は許されるか、といった問題をもたらした。また、第三者に精子や卵子を提供してもらったり、代わりに産んでもらったりすることができるようになって、生まれてくる子の親は誰か、誰が親になれるのかという問題も出てきた。そうした問題のエッセンスを、まとめてみた。

第二章では、生まれて育って生活していくなかで、病むことに対処する先端医療の問題を取り上げる。延命措置を止めた人から臓器をもらって移植していいか。再生医療はどこまで進むか。遺伝子検査がどんどん普及するなかで、私たちにはどんな備えが必要か。遺伝子をどこまで改変してよいか。移植医療、再生医療、遺伝子関連医療が私たちにどのような新しい恩恵と悩みをもたらすか、そこで問われていることは何か、きちんとまとめてみよう。

また、こうした先端医療が実現するためには、生きた人間や動物を実験台にした試験研究が必要になる。生身の体だけでなく、個人情報のデータも研究対象になり、その処理には人工知能が深く関わるようになって、そこからも新しい問題が出てくる。第三章で、こうした医学とその基礎になる生命科学の研究が私たちとどう関わるか、ていねいにみてみたい。

続いて第四章では、老いて死ぬまでと、その先について考える。老いは治療すべき病なのだろうか。医療措置を止めて死を選ぶことは認められるだろうか。薬物を投与したりして積極的に命を絶つ安楽死は、許されるだろうか。さらに、人間は死んだらそれで終わりではない。死後に遺体を解剖実習や手術研修などに提供したりすることで、医療に活かされる選択肢もある。安心して最期を迎えることができるためには、死に場所や死に方だけでなく、どのように葬られ送られるかまで考えて決めておく必要もある。死ぬまでと死んだあとのことについて、考えなければいけないことがらを、ひとつながりの問題として捉えてみたい。

最後に第五章では、ここまでみてきた様々な問いかけに、どう答えていけばいいかを考えるための、基本的なことがらを取り上げる。自己決定ができるためには何が必要か。何を認め、何を認めないかの判断に、宗教はどんな役割を果たすか。みなが考え決めた結果を、社会全体のルールとして法律にすることはできるだろうか、できるとすればそれはどこまで必要だろうか。他人《ひと》ごとでなく自分たちみなの問題として、生老病死の問いかけに向き合うには、どうしたらよいだろうか。私たちの生老病死が社会のなかでどう支えられ位置付けられるかを考えて、本書の締めくくりとしたい。

## 本書の読み方

生老病死をめぐる問題、とくに生命倫理が問題にされることには、正解はないとよくいわれる。事実関係を超えて、多様な価値観が絡み、いろいろな考え方ができるからだ。

だがそれは、正解は出ないから議論してもしょうがない、ということではない。答えを求めるのではなく、何を問えばいいのかをきちんと知ることが、だいじなのだ。何が問題かわからなければ、どうすればいいかもわからない。正しく的を射た問いを立てられれば、どう考えればいいか、どうすればいいかについて、選択肢を明らかにできる。そのどれを選ぶかは、自分で考えて決め、周りの人々と話し合って決め、さらに社会全体で合意をつくって決めることになる。

本書は、そうした答えを出していく営みに必要な、考えなければいけない問題と決めなければならない選択肢の一覧として、読んでいただけるようにつくってある。倫理が問題になることがらについて、何をどこまで認めていいか悪いか、単純に黒白をつけられることは意外に少ない。だからこそ、正しい答えでなく、正しい問いかけをすることが求められているのである。

各章、各事項には見出しをつけてある。冒頭から順に読んでもいいし、興味のあることがらを拾い読みしてもいい。時々にマスコミなどで話題になったものを探して問題を確かめるのもいい。これ一冊で、いわゆる生命倫理の基本的な問題を、ほぼ網羅したつもりである。読者のみなさん一人一人が、生老病死をめぐる問いかけについて考え、周りの人々と語り合う便《よすが》としていただければ、著者として大きな喜びである。

# 先端医療と向き合う●目次

# 第一章　生

## ――新しい命をどう迎えるか

## 人はいつ生まれるか——体外受精がもたらした新しい悩み

「はじめに」で脳死の問題を取り上げたが、昔は考えなくてよかった新たな悩みとして、人はいつ死ぬかの対極に、人はいつ生まれるかという問題も出てきた。

これは古来、お母さんのお腹の中から出ておぎゃあと産声《うぶごえ》をあげたときからとしていればよかったが、一九七〇年代に体外受精が実用化され、世界中に普及するに及んで、そう単純にはいかなくなった。かつては人の手が及ばなかった、女性の体の奥深くで始まる人間の命が、体の外で精子と卵子を受精させて、培養《ばいよう》皿の上でつくられるようになったのである。こうしてつくられた命の元である受精卵（「胚《はい》」という）は、凍結保存され、次に取り上げる不妊治療のためだけでなく、発生学や再生医療の研究のためにも利用されることになった。

さてでは、子宮に戻され発育を始める前の体外受精胚は、命を持つ人間なのか、それとも単なる細胞の塊にすぎないのか。

もし人間の命が受精の瞬間から始まるとすれば、体外受精胚は人間で、それを医療や研究に利用するのは、人を資源扱い、モノ扱いすることになる。第二章で取り上げる再生医療に使えると期待されるES細胞（胚性幹細胞）は、体外受精胚を壊して、内部の細胞を取り出してつくられる。人間の命が受精の瞬間に始まるとすればば（カトリック教会はそう説いている）、ES細胞の作製は殺人だということになる。だから、人間の命が受精の瞬間に始まると考える人が多い西洋では、そこに人の手を加える体外受精自体への抵抗、反対が根強く、ES細胞の作製をはじめとした体外受精胚の研究利用に強く反対する人たちがいる。

この問題を解決するために、「十四日ルール」という指針がつくられた。受精十四日目を超えると、人間の胚には全身の構造ができ始める。それ以前はまだ細胞の塊だが、それ以後は個体としての、つまり一人の人間としての発生が始まると考えられる。そこで、受精十四日目以降に人間の命が始まるとし、その時点を超えて胚を保存し利用することは許されないが、十四日以前までなら、研究に使ってよいし、不妊治療に使わなくなったものは廃棄してよいとしたのである。日本も、このルールを受け入れている。

これは一見科学的な基準のようだが、実態は、反対の強いヒトの体外受精胚の研究利用を可能にするために編み出された便宜的な線引きで、その意味で政治的な価値判断だった。「十四日ルール」を初めて提唱した一九八四年の英国政府の専門家委員会報告書（委員長の名をとってウォーノック報告という）は、胚に全身の構造ができ始める目安を、「原始線条」という構造ができる時期としたが、科学的には人間ではそれは受精後十五日目にあたる。だがウォーノック報告は、さらにそこから一日を差し引いた十四日目を利用可能な期限とみなすことにした、と述べている。ほんとうは十五日なんだけど、反対意見も考慮してもう少し短くしました、というのである。

だから、国によっては、別の線引きをするところもある。カトリック勢力の強いフランスでは、研究が許される期限を、さらに短くして受精後七日までとしていた。だが二〇一九年に、研究界の要望を受け、国際標準である十四日に延ばす法改正案が議会に提出された。

さらに最近、培養技術が発達し、体外受精胚をこれまでより長い期間培養し続けることができるようになったため、研究者たちから、ヒトの発生初期の研究などに必要だとして、利用可能期限を、受精後十四日を超えてさらに長い日数に改めるよう求める動きが出てきた。フランス議会では、その求めに応じ、期限を受精後十四日でなく二一日にまで延ばす法改正案が、二〇二〇年に出された。しかし、こうした動きに対しては、人間の生命の操作が広がるとして、強い反発も出ている。

さあでは、人間の命はいつ始まると考えたらよいだろうか。受精の瞬間か、受精十四日後か、それとも子宮の中で育ってからか、生まれたあとか。世の人々にそう問いながら、体外受精は今日も行われている。

## もう少しくわしく――宗教による違いと日本人の生命観

先にふれたように、カトリック教会は公式の教義として、受精の瞬間から人間の命が始まるとしている。そのため、体外受精胚の研究利用だけでなく、体外受精そのものにも反対している。

これに対し同じキリスト教でもプロテスタントは、宗派によってかなり違いがある。カトリック教会と同じ見解をとる米国の福音派（キリスト教原理主義）もあれば、人格は徐々に形成されるものだとして、受精の瞬間を人間の命の始まりとみなさず、体外受精胚の研究利用を認める宗派もある。

またユダヤ教は、胚が子宮に着床した時点で人間の命が始まるとし、体外受精胚の研究利用は容認する立場をとっている。イスラム教は、受精後四十日目を魂が受肉する時点とし、そこから人の命が始まるとして、体外受精胚の研究利用は容認するとしている（以上は、ユネスコ国際生命倫理委員会報告書「胚性幹細胞の治療研究における利用」二〇〇一年〔英文〕などより）。

日本ではどうかというと、仏教はこの問題について特定の立場はとっておらず、体外受精胚の研究利用に対しても決まった立場は表明していない。日本固有の宗教である神道も人間の命の始まりについて特段の教義はない。伝統的には、妊娠時の帯祝い、生後七日目のお七夜、百日目までにするお宮参りなど、出産前後から行われる儀礼を一つ一つ積み重ねていくことで、一人の人間が新たにこの世に生まれたことが周りの人々によって認められるというのが日本社会の生命観だった。この生命観においては、人の命が始まるのは受精の瞬間ではなく、もっとずっとあとということになる（中村桂子・広瀬洋子「生命の始まりについて」『からだの科学』１３８号、一九八八年参照）。

だがこの生命観は、宗教上の確固とした教えではなく、親族・地域共同体の結びつきを基にした儀礼の積み重ねでそのつど確認される現実の人間関係のなかで培われてきたものだ。だから、高度経済成長以降の日本社会の都市化・核家族化によって、旧来の親族・地域共同体の人間関係が崩れてくると、命の始まりについての考え方も変わり、いわば西洋化してきたといえる面もある。二〇〇〇年一月に行われた全国アンケート調査で、「いつの時点からヒトとして絶対に侵してはならない存在か」という質問に対し、「受精の瞬間から」と答えた人が三〇・七％と最も多かったのである。次いで「人間の形が作られ始める時点（受精後十四日位）」が一六・九％、「母体外に出しても生存可能（妊娠二二週以降）」一五・一％、「出産の瞬間から」七・五％と続く。「わからない」と答えた人も二九・四％と多かった。

こうした生命観の変化の結果、体外受精胚の研究利用にも厳しい目が向けられる。

「人の受精卵を研究に利用してよいか」との質問に、「自由に利用していい」と答えた人はわずか二・五％で、「厳しい条件の下ならいい」とした人が四〇・五％と最も多かった。さらに「研究に用いるのは認められない」とした人が二一・二％もいた（以上は、科学技術庁委託・野村総合研究所「ヒト胚性幹細胞及びクローン技術等の研究開発動向及び取扱いに関する調査」より）。

いま同じ質問文で意識調査をしたらどういう数字が出るかわからないが、受精の瞬間に人間が生まれるという生命観は、特定の宗教を信じる人たちだけのものとはいえないだろう。体外受精をはじめとした生命操作技術が普及すると、新聞やテレビでヒトの受精卵の画像を見るなどの経験が増え、それが人間の命の始まりだと思う反応が一定程度出てくるものなのかもしれない。少なくとも、生命の始まりに関する感度が高まるということはあるだろう。

これまで、日本には西洋と違ってキリスト教が根づいていないから、人はいつ生まれるかという問題は、脳死は人の死か否かという問題ほど強い関心を引くことはないと考えられてきた。だが、今後は変わるかもしれない。あなたは、この問いにどう答えるだろうか。

## 生殖補助医療──子を授かるための悩み

体外受精の実用化によって、自然にしていては子ができない不妊の人たちが、技術の助けを借りて子を授かれるようになった。これを生殖補助医療という。

子を産み育てようという男女のカップルの間で、各々の精子と卵子を体外受精させているかぎりは、あまり問題は起こらない。だから「命が生まれる過程に人為的な操作を加えていいのか」という批判を乗り越えて、一九七八年世界第一例の体外受精児誕生以来、生殖補助医療は急速に普及した。なかでも日本は、生殖補助医療クリニックが非常に多い国である（日本産科婦人科学会に登録した施設数は二〇一七年に全国で六〇七）。一年に体外受精で生まれる子の数は五万人を超えている（同学会調べで二〇一七年には五万六千人余）。

だが、カップルの間で体外受精をしても子が得られない場合、第三者から精子や卵子をもらって生殖補助医療を行うことがある。日本では第三者からの精子提供による人工授精が戦後すぐから行われていた。だが実施数は少なく、二〇一七年に提供精子を用いた人工授精を行った学会登録施設は全国に十二だけで、生まれた子の数は一一五人にとどまっている（日本産科婦人科学会調べ）。卵子の提供は体外受精になるが、国内ではほとんど行われておらず、海外に出かけて卵子を得る例が時折報じられている。

こういうケースでは、育ての親のほかに精子を提供した「生物学上の親」ができ、親子関係が不安定になる恐れがある。実際、生まれた子が精子提供者の素性を知りたいと訴えるケースが日本でも出てきた。また、精子提供で生まれた子に対し、血のつながりがないことを理由に、親子関係を否定する訴えを起こすような場合もある。

また過去には、日本でも体格や能力などが優れた男性の精子を高額であっせんする業者が出たこともあった。人の命の元が売り買いされることは許されるだろうか。

卵子提供による体外受精でも同じ問題が起きる。第三者からの卵子提供が盛んな米国などでは提供者に相当の報酬が払われるが、日本では卵子提供はほとんどなく、実の姉妹が提供する例がわずかに公表されただけだった。血縁者からの提供でも「生物学上の親」が別にできることに変わりはない。また、国内で第三者から無償で卵子提供をあっせんする団体ができ、最近、子が生まれた例が公表された。今後卵子提供が増えれば、誰が母親かで争いや混乱が起こるケースが日本でも出てくるかもしれない。

さらに、医学的な理由などで自分では産めない女性が、体外受精した胚をほかの女性の子宮に入れて産んでもらう、代理出産も米国などで盛んに行われてきた。かなりの額の報酬を伴う契約が交わされるが、産む女性の健康と人権が守られるか、問題視されるケースもある。とりわけ貧富の格差を背景に、外国に出かけて貧しい女性を代理母として雇って子を産ませる、代理出産ビジネスが横行していて、インドや東南アジアなどの多くの国で社会問題になっている（日比野由利『ルポ　生殖ビジネス』朝日新聞出版、二〇一五年参照）。

日本国内では産科婦人科学会が代理出産を認めていないが、実の母親が娘の代わりに産んだ例が公表されているし、外国に出かけて代理母を雇う例も多い。ここでも、生まれた子の母は産んだ女性か引き取って育てる女性か問題になる恐れがあり、現に裁判になった例が日本でも出た。日本の民法には子の母は誰かを定める規定はないが、過去の最高裁の判例で、産んだ女性を母とするとされている。だから代理出産でもうけた子だとわかると、産んだ女性は別にいるので、実子とは認められない。米国で代理出産によりもうけた子を実子として届け出て認められなかった芸能人が、親子関係を認めるよう求めた裁判では、実子関係は認めず、養子縁組の届け出をして親子関係をつくることで決着した。

このように生殖補助医療は、子を持てなかった人たちに福音をもたらす一方で、様々な新しい悩みや問題をもたらす。カップルの間で何度体外受精をくり返しても、子が得られない場合は少なくない。そうなると、どこまで生殖補助医療を続けなければならないかが問題になる。ほかの人から精子や卵子や胚をもらって、あるいは代わりに身ごもって産んでもらってまで、子をもうけるのを認めるべきだろうか。子を産まない、持たない人生は考えられないだろうか。

さらに最近は、医学的に不妊でない女性が、若いうちに卵子を冷凍保存しておいて、将来、仕事上のキャリアが落ち着いたあとなどに、解凍して体外受精で子をもうけるのに使おうという「卵活」が話題になっている。卵子の生殖能力は年齢とともに低くなっていくが、女性の社会進出は晩婚化と初産年齢の高齢化を伴う。だから活きのいいうちに冷凍保存を、というわけだが、これは問題のすり替えだという批判もある。若いうちから仕事と育児を両立できる社会にするのがほんとうではないかというのだ。

精子と違い卵子は、体外に取り出すのは簡単でなく、女性に相当の苦痛と負担をもたらす。そこに体外受精だけでなく、卵活まで加わると、子を得るチャンスは高まるかもしれないが、女性の負担が増える一方であることも否めない。子をもうけるためにどこまで技術を使ってよいのかが、問われる。

## もう少しくわしく——生殖補助医療に法律はいらないか

生殖補助医療がもたらす問題に対処するために、先進諸国では早くから法律がつくられてきた。だが日本では、専門医の団体である産科婦人科学会の、法的拘束力のない自主ルールしかない。

生殖補助医療で最も倫理的な問題が懸念され、法規制が必要だと考えられているのは、子をもうけようとするカップル外の第三者から精子、卵子、胚の提供を受ける場合と、第三者の女性に産んでもらう代理出産である。親子関係の混乱や不安定化を避けるために、精子や卵子の提供者は匿名《とくめい》とするとのルールが設けられたが、近年、生まれた子が提供者の素性を知る権利を認め、匿名ルールを解除する法改正をする国（スウェーデンなど）が多くなった。だがフランスのように、親子関係を保護するためには匿名規定を維持する必要があるとする国もある。

誰が親で誰が親でないかを明確にするために、第三者からの提供を受ける生殖補助医療に同意したカップルは、生まれた子に対し血のつながりがないことを理由に親子関係を否定する訴えを起こすことはできないとし、さらに精子や卵子の提供者は、生まれた子の認知請求や親権の請求をすることもされることもできない、と法律に定める国もある（フランスなど）。生まれてくる子のためには、そこまでのセーフガードを設ける必要があるということだ。

　また、卵子提供や代理出産における親子関係の混乱を防ぐために、産んだ女性を母とする、と法律で定めることも考えられる。こうすれば、代理出産の場合、子を産んだ代理母が母で、生まれた子を育てようとする依頼カップルは、養子縁組の手続きをとらなければいけないことになる。そこで裁判所を関与させて、代理母の人権を守り、依頼カップルの親となる資格を審査するといった管理を行うことができる。日本で有志の国会議員が策定した法案では、この方策が採用されていた。

　もちろん、フランスのように、代理出産を法律で禁止する（代理出産契約は無効とし、あっせんには刑罰を科す）ことも考えられる。だがその場合でも、禁止されていない海外で代理出産によりもうけた子が、親なしにならないように、依頼カップルとの親子関係を裁判で認める対応をせざるをえなくなっている。学会が認めていない日本も、同じ状況にある。

　もう一つだいじなことがある。精子、卵子、胚という人間の命の元が、お金でやり取りされていいか、という問題である。第三者からの提供による生殖補助医療を広く認めれば、そこに金銭が絡むリスクは高くなる。海外では実際に精子や卵子の売買をあっせんする業者が活動しているところもある。日本では、臓器移植法で臓器の売買は禁止されているが、精子、卵子、胚の売買を禁止する法律はない。この欠落は、埋める必要があるのではないだろうか。

日本でも生殖補助医療を規制する立法の必要性は認識されていて、厚生労働省・法務省や学術会議の審議会がくり返し立法提案を行ってきた。それを受けて有志の国会議員が法律要綱案を策定したこともあった。だが世論の反応はいまひとつで、各政党内の議論もまとまらず、いまだに立法に至っていない。

生殖補助医療は少子化対策として評価され、健康保険は適用されないので国と自治体が助成金を出すなど公的支援が行われている。助成の対象はカップル内での実施が想定されているが、それでも子を得られない場合、第三者からの提供や代理出産まで認めていくのだろうか（東京都のように、実施細目で第三者からの提供と代理出産を助成対象外と明示しているところもある）。

第三者が絡む生殖補助医療を認めないならばそれをきちんと立法化するべきだし、認めるなら認めるで、やはり適正に進めるために、みてきたような親子関係の安定化などのための法的措置が不可欠だ。公的にルールを明確にせずに、法的な不安定を放置したまま生殖補助医療が進む日本の現状では、個々の当事者が選択に悩み、結果として起こるかもしれない問題を抱えて途方にくれることになる。子は世の宝。社会全体で考えなければいけない、だいじな宿題がここにある。

## 子宮移植も登場、でも……——先端医療に頼らない選択肢も考えよう

こうしたなか、さらに新しい生殖補助医療の試みが海外で進み始めた。子宮移植である。

先天的、後天的な理由で子宮がないか機能しない子宮性不妊症の女性に、ほかの女性から提供された子宮を移植し、不妊カップルの体外受精胚を着床させ、妊娠・出産に導く。子を得られたら、長期の免疫抑制などによる副作用を避けるため、移植子宮を摘出する。この子宮移植による出産の世界第一例は、二〇一四年にスウェーデンで実現した。提供者は六一歳の生きている知人女性だった。

その後、子宮移植は十ヶ国以上で試みられ、公表されているかぎりでは、二〇一

九年十二月までに、生きている女性からの提供で、十九人の子が生まれている（スウェーデン九例、米国六例、セルビア＝イタリア一例、インド一例、ドイツ二例）。提供者は、多くの場合、不妊女性の実の母親など肉親である。

脳死した女性からの提供による子宮移植では、なかなか子が生まれるところまでいかなかった。だが、二〇一七年に世界第一例の出産がブラジルで実現し、その後二〇一九年に米国でも二例が報告された。ブラジルの例では、提供者はくも膜下出血で脳死になった四五歳の女性で、三人の子を通常分娩《ぶんべん》で産んだ人だったという。

子宮移植はまだ確立した医療ではなく研究段階で、臨床試験として管理される。日本では、慶應義塾大学などが実施に向け準備している。

ほかの女性から子宮を移植して子を産むなんて、正直、そこまでやるか、と思う人もいるだろう。肝臓や心臓などの臓器移植と違い、子宮移植は、生きるか死ぬかという病気ではない不妊の解消のために行われる。その点で、移植医療の範疇《はんちゆう》では認めるのが難しいとの声もある。日本の臓器移植法では、子宮は脳死者から摘出してよい臓器に入っていない。生きている人からの提供にはまったく法規制がない。

子宮移植は、倫理的・法的問題が多い代理出産の代わりになる利点があるとする意見がある。妊娠し出産するという、生命や健康に関わる重大な負担とリスクを他者に負わせるより、自分で負うほうがいいというわけだ。だがそこでも、生きている人からもらう場合は、提供する女性に摘出手術の負担とリスクを負わせなければならない。また、脳死した女性からの子宮の摘出は、心臓や肝臓など命に関わる臓器の摘出がすんだあとに行われるので、時間が多く経って、どうしても器官の劣化が進む。脳死者からの子宮移植がなかなか実績をあげられないでいるのは、そのためだろう。

カップル間での体外受精、第三者からの精子や卵子の提供、代理出産、はては子宮移植。不妊解決のための選択肢として、生殖補助医療は留まるところを知らない勢いである。だが、そうであるからこそ、ここでちょっと立ち止まって、考えてみる必要がある。

先端医療に頼らず、養子縁組で子を得ることもできる。近年ようやく日本でも、親子関係をつくるのが容易でない年齢が進んでからの養子ではなく、赤ちゃんのうちに養子に出す特別養子縁組について、法令が整備され、支援団体の活動も盛んになってきた。日本では少子化対策が喫緊《きっきん》の課題とされているが、世界的には人口の抑制が、持続可能な人類社会の未来のために、最も取り組まなければいけない課題になっている。そうした背景も考えれば、先端医療技術によって子をもうけるのではなく、海外養子も含め、すでにこの世に存在する親のない子に親を与える養子縁組は、もっと奨励されていい選択肢なのではないだろうか。

血のつながった子を、という思いは強いだろうが、第三者からの提供による生殖補助医療では（部分的に）血のつながらない子を得ることも受け入れられている。代理出産も、カップルの体外受精胚によるだけでなく、卵子や精子の提供を受けることもあるので、認めるとすれば養子の新しい形とするのが妥当だろう。日本では、歴史的にみれば、血縁のない人を養子にする慣習は広く普及していた。氏《うじ》か育ちか、というのは古くからある問いだが、生殖補助医療の普及は、また新しい角度から、親子の関係は血縁だけで成り立つのではないことを、私たちにあらためて考えさせてくれる。

## 命を選ぶという業《ごう》（1）――着床前診断

体外受精は、子をもうけるだけでなく、生まれてくる命を選ぶことにまで道を開いた。

体外受精をして細胞分裂し胚が八つの細胞になったとき、その一個を取り出して、染色体や遺伝子を調べる技術が開発された。残った細胞から成る胚は、その後子宮に着床させれば、一つの命として育っていく。こうして、まだ培養皿の上にあるときに、病気や障害の原因となる遺伝子や染色体を持たない胚を選んで、子をもうけることが可能になった。これを、子宮に着床させる前という意味で、「着床前診断」という。

一九九〇年代前半に実用化された着床前診断は、当初は、両親に重い遺伝性の病気の素因がある場合に、それが子に伝わるのを回避するために使われた。それ以前は、次に取り上げるように、胎児の段階で検査していたのだが、重い疾患や障害があることがわかると、妊娠を中絶する選択につながることがあるため、倫理的に問題があるとされてきた。それに対し、子宮の中で胎児に育つ前に、体外受精胚の段階で調べることができれば、妊娠中絶という辛い選択をせずにすむ。それが着床前診断を推奨する根拠とされた。

だがやがて検査の対象は、遺伝性でない染色体異常や、肥満やがんなどの成人病のリスク体質にまで広がる。そしてついには、髪や目の色、身長や運動能力などまで、望みの性質を備えた胚を選ぶと称するサービスを売り出す企業まで出てきた。好みの子を提供する「デザイナー・ベイビー」と呼ばれる動きである。これは、優れた子孫を選んで、そうでない命は排除しようとする優生思想につながる、倫理的に大いに問題がある行為なので、是非が論議されている。

また、医療目的でも、物議をかもす利用法が出てきた。生まれた子が白血病などにかかったとき、次の子は体外受精をし、病気の因子を持たず、さらに先の子と免疫のタイプ（組織適合性という）が近い胚を選んで産むというものだ。免疫のタイプを選ぶのは、次の子が生まれたら、先の子を治すために、へその緒の血（臍帯《さいたい》血《けつ》）や骨髄を移植するためである。米国などでは、こうした新たな着床前診断の利用を、先の子の命を救う「救世主赤ちゃん」だと美談扱いする向きもある。だが、次の子を前の子を治すための医療資源扱いする、人の尊厳に反する行為だという強い批判もあり、フランスでは「くすり赤ちゃん」と疑義を込めた呼び方をされている。フランスでは、着床前診断すべてが法律で国の許可制とされ規制されてきた。その法規制のなかで、「くすり赤ちゃん」目的での着床前診断も、ごく限定的に認められていたが、実施例がほとんどないので、法律で認めるのはもうやめてもいいのではないかという議論が、二〇一九年から二〇年にかけて議会で行われた。

日本では、着床前診断について公的ルールはない。生殖補助医療と同じで産科婦人科学会の自主ルールがあるだけだ。一九九八年につくられたこの自主ルールでは、学会の事前審査を条件に、重い遺伝性の病気の回避のためにだけ認めるとされ、二〇〇四年に筋ジストロフィーを対象に実施第一例が認可された。二〇〇六年からは、遺伝性でない染色体の構造異常による習慣流産の回避も対象に加えられた。二〇〇五年度から一五年度までの十一年間に、遺伝性疾患の回避のための診断として一八四例が行われ、選別された胚から十七人の子が生まれている。習慣流産の回避のための診断は、同時期に七二九例が行われ、選別された胚から八四人の子が生まれている(日本産科婦人科学会・着床前診断に関する審査小委員会平成二八年度報告より)。胎児の出生前診断の一つである羊水検査が一年に一万八千件以上行われていることに比べれば、微々たる数だといえる。

しかし着床前診断の件数は今後もっと増えていきそうだ。近年、習慣流産について、染色体の構造だけでなく数も調べる、診断のさらなる拡大が始められた。数の異常と流産が結びついているとされているからだ。海外でも行われているこの新たな着床前診断の拡大について、日本産科婦人科学会は、まず臨床研究として進めることとした。二〇一九年にその結果の一部が専門誌『ヒューマン・リプロダクション』(英文)に発表されたが、染色体の数を調べる着床前診断を実施しても、子の出生率を有意に上げることにはつながっていないという。

フランスでも、着床前診断を染色体の数を調べることにまで拡大する法改正の是非が、二〇一九年から二〇年にかけて議会で議論された。賛成派は、流産を減らすことができるとその利点を主張したが、反対派は、流産だけでなく、ダウン症のような染色体の数が異なることで障害につながる命の選別と排除に道を開くと批判した。審議の結果、拡大改正案は上下両院でくり返し否決されたが、賛成派の巻き返しも予想され、議論は今後も続きそうである。

染色体の数を調べる着床前診断について、ダウン症の赤ちゃんの出生の排除につながるという議論は、日本では、私の知るかぎり、表には出ていない。だがいずれにせよ、日本では学会での議論だけで進められているので、問題だ。フランスのように、社会的合意に基づくルールの策定に結びつくような、公の場での議論を行うべきではないだろうか。

日本では、デザイナー・ベイビーやくすり赤ちゃんを目的にした着床前診断の利用は認められていない。だが、それを決めている学会の自主ルールには法的拘束力はないので、やろうと思えばできる状態にある。体外にある胚の段階での、生まれる前の命の選別は、どこまで許されるだろうか。これも、体外受精がもたらした、新たな問いかけである。私たちみながこの問いに向き合い、社会全体で議論して、公のルールづくりにつなげるべきではないだろうか。

## 命を選ぶという業(2)――出生前診断

胚が子宮で育って胎児になった段階で、病気や障害につながる要因がないか調べる出生前診断の技術は、一九六〇年代から実用化されていた。妊婦のお腹に針を刺し羊水を採取して、その中に含まれる胎児の細胞の染色体の数などを調べる、羊水検査である。

この検査の結果、たとえば二一番染色体が三本あることが見つかると、様々な障害を伴うダウン症になって生まれるとわかるので、妊娠を継続するか、それとも中絶するか、当事者は重い選択に直面することになる。また羊水検査は、わずかだが流産につながるリスクもあるので、検査を受けるかどうかも大きな悩みの種になる。

同じダウン症でも障害の種類や程度は個々人でかなり差がある。出生前診断では、ダウン症になることはわかるが、生まれたあとどのような障害がどの程度生じるかまではわからない。障害の程度は様々だが、今の医療水準では、大人になるまで生きていけることが多い。それでも育児の負担はけっして軽いものではないので、子を得ることを断念し中絶を選ぶケースもある。生まれる前の命にどう向き合うか、難しい問題がそこにある。

さらに二〇一〇年代になって、母体からの採血で、旧来の方法（母体血清マーカー検査）より精度の高い検査ができる新しい技術が開発され、日本も含め多くの国で行われるようになった。子宮に針を刺さないですむので「非侵襲的出生前検査」という。ただこの検査は染色体の数に異常がある可能性が高いか低いかを示すだけなので、障害を持って生まれるかどうか確かめるには、羊水検査もやらなければならない。だが可能性が低ければ羊水検査はしないですむので、その分、流産のリスクを回避できる利点はある。

日本では、公式の集計はないが、専門家の調査によると、二〇一六年一年間に、羊水検査は約一万八千六百件、非侵襲的出生前検査は約一万三千六百件行われている。非侵襲的出生前検査が大きく増えている一方で、羊水検査は減る傾向にある（佐々木愛子ほか「日本における出生前検査の現状」『日本遺伝カウンセリング学会誌』三九巻、二〇一八年より）。

生まれてくる命が健やかであってほしいという願いは、誰もが持つ当然の思いだ。しかし胎児の出生前診断は、健常な命だけを選んで、そうでない命を排除する優生思想につながるとして、倫理的な懸念がつきまとい、日本でも諸外国でも強い反対や批判にさらされてきた。とくに簡便な非侵襲的出生前検査の登場は、生まれる前の命の選別にさらに拍車がかかると危惧され、批判された。これに対して、妊婦は胎児の状態を知る権利があり、その情報に基づいて妊娠を継続するかどうかは当事者の自由意思にゆだねるべきだと擁護する意見もある。

望ましくないとされた性質を持つ子が生まれないようにとの優生思想に基づき、国家が不妊手術や妊娠中絶を強制する政策が行われたのは、そう遠い昔のことではない(米本昌平ほか『優生学と人間社会』講談社現代新書、二〇〇〇年参照)。その過ちを二度とくり返さないというのが、現在広く共有された倫理観だ。出生前診断を受けるか受けないか、その結果どうするかは、当事者が偏りのない情報を与えられ熟慮した末に自由意思で決めることが必須の条件で、周囲からの圧力や強制、誘導は許されない。

そこでだいじなことは、新しい命を迎えるか迎えないかという重い決断をくだす当事者を、どのように支えることができるかだ。出生前診断を行う際は、適切なカウンセリングを行い、偏らない情報を伝えることが条件とされている。だが、当事者がほんとうに自由意思で決断をくだせるためには、それだけでは足りない。どのような決断をしても、必要な保健・医療・福祉の支援が受けられるよう、カウンセラーとは別の、ソーシャルワーカーなどの専門職が関わる体制が不可欠だ。同じ経験をした当事者の人たち同士が交流する、ピアサポートという支えのしかたもある。そうした支援がなければ、当事者は孤立無援になって、子を持つことをあきらめる方向に傾いてしまう恐れがある。

欧米では、妊娠中絶に対し宗教界を筆頭に激烈な反対があって、その是非が常に盛んに論じられている。それに対し日本では、強い反対勢力がないため、中絶の是非は表立って論じられず、タブーとして闇のなかに隠されてきた観がある。次に取り上げる、出生前診断と妊娠中絶に関する法規定のあいまいさが長年黙認されていることも、そうしたタブー視の一環だ。私たちは、検査技術の普及に命の選別が伴うという事実に、きちんと向き合ってきただろうか。出生前診断の発達がもたらしたこの重い悩み苦しみを、当事者だけに負わせていてよいだろうか。あらためて問う必要がある。

## もう少しくわしく——出生前診断と妊娠中絶のつながりの実際

出生前診断に伴う問題は、人工妊娠中絶が許される条件を法律でどう決めるかという問題とつながっている。

海外では多くの国で、妊娠の継続が母体に危険を及ぼす場合に加え、胎児に疾患や障害につながる要因がある場合も、中絶を認めると法律で定めている。だが日本では、母体保護法（旧優生保護法）で、中絶が認められるのは、身体的または経済的理由で母体の健康を著しく害する恐れがある場合か、暴行もしくは脅迫によって妊娠させられた場合に限られている。つまり日本では、胎児の側の理由での中絶は法的には認められていない。

母体保護法の定める条件に反して妊娠中絶を行えば、刑法の堕胎罪《だたい》で処罰される。

だが現実には、出生前診断の結果によって選択された中絶も、母体の側の身体的・経済的理由によるとする届け出で行われている。これは厳密にいえば法規定に反すると考えられるが、実情に合わせた拡大解釈として長年黙認されてきた。

法律を厳密に適用するなら、違法で罪に問われる可能性がある、こうしたあいまいな状況に対し、日本でも、産科医などを中心に、胎児に障害があることを中絶の許容条件に加える法改正を行うべきだという議論はあった。だが、障害者団体や中絶を認めない宗教団体などが激しく反対したため、法改正は行われず、今日に至っている。

胎児に障害があることを中絶の許容条件として法律で認めている国では実際どうなっているかというと、たとえばフランスでは、法に基づき、出生前診断の結果を理由に何件中絶が行われたか、実施数が届け出られ集計されて、毎年所管官庁の統計として公表される。二〇一六年の数字では、妊娠中絶の総計約二二万三千件に対し、胎児の側の理由による中絶は約七千件で、そのうちダウン症は一四七二件だった。中絶総数に占める割合ではそれぞれ三%、〇・七%になる。中絶全体からみれば、胎児の障害を理由としたものは、ごく少数だといえる。また、ダウン症だと検査の結果わかったケースで、中絶されたのは全体の七七％、妊娠が継続され子が生まれるに至ったのが四・四％、どうなったか不明なのが一五％となっている。

一方、日本では法律に規定がないので、出生前診断の結果わかった胎児の障害を理由にどれだけ中絶が行われているか、公式の集計はなく、信頼できるデータがない。だから、出生前診断が普及すると障害を持つ多くの命が生まれる前に排除されてしまうという議論には、客観的根拠がないことになる（その逆の、診断が普及しても命の組織的な選別にまではならないとする議論も同じ）。

公式の統計では、二〇一七年の数字で、母体保護法に基づく妊娠中絶は総計約一六万四千件、そのほとんどが母体の側の「身体的又は経済的理由」とされている。実際はそのなかに胎児に障害があることがわかって中絶したケースが含まれているのだが、はたしてそれが何件あるのかはわからない。

これまで日本では、出生前診断は欧米に比べると、実施数が少ないとされてきた。だが、より簡便な非侵襲的診断技術が出てきて、今後は以前より普及していく流れが進むかもしれない。その流れに適切に対応するために、胎児に障害があることを中絶が認められる理由として明示する法改正を行い、実際それがどれだけ行われるか届け出させて集計し明らかにしたうえで、そのデータに基づいて必要な施策を検討するべきではないだろうか。たとえば出生前診断を行える医療機関と医師の資格要件を定め登録または許可制を設けるなどして、診断の実施を適正な範囲に留める体制をつくることが考えられる。

実際フランスでは、出生前診断を行う医療機関と医師を国の免許制にして、社会の目が届くようにしている。日本にも、そうした免許制の先例がある。母体保護法では、妊娠中絶を行う医師と医療機関は、都道府県医師会の審査に基づく指定を受けなければならないと定めている。この指定医師制度を、出生前診断でもつくってはどうだろうか。そうすることで、出生前診断の実施状況を把握し、偏った行き過ぎなど問題があれば是正する措置をとれるようにするといいのではないだろうか。

こうした提案に対しては異論もあるだろう。そういうやり方はよくない、障害のある胎児もない胎児も「平等に」同じ理由で中絶され、件数も区別なく公表される現状のままのほうが望ましい、法で認め件数が別立てで明らかにされるほうが障害者差別を助長する、という論もありうる。

この問題について、今後日本でどうするのがいいか、私たち一人一人が考えるべきだ。近年は、現状のままでいいか議論されることがほとんどなくなった。周りがそうして問題を避けて通れば、当事者を放置し孤立させて悩み苦しみを深くしてしまうだけである。社会全体で取り組むべき人間の生をめぐる宿題が、ここにもある。

## 性と家族のあり方――LGBTと生殖補助医療

ＬＧＢＴという言葉を、日常的に見聞きするようになった。これは、レズビアン・ゲイ（男女の同性愛者）、バイセクシャル（異性と同性両方を愛する両性愛者）、トランスジェンダー（心の性と体の性が一致しないなど、性別を超えた生き方を望む人たち）の英語の頭文字をとって、性的少数者《マイノリティ》の人々を総称した語である。これらの人々は、異性愛者が多数を占め、それが通常のことだとされてきた今の社会では、性に関して少数派なので、偏見や差別を受け、基本的人権が十分に守られない状況にある。ＬＧＢＴという語は、そうした状況を改善しようという動きのなかで使われるのが普通である。

ＬＧＢＴが提起する問題のなかで、社会全体に大きな影響を及ぼしそうなものの一つが、生殖補助医療をめぐる問題である。海外では、同性カップルの法的婚姻を認める動きが進んでいる。その先に、同性カップルは子どもを持てるかという問題が出てくる。自然には同性者の間に子はできないので、生殖補助医療を使って子をもうけてもいいかどうかが、議論になる。女性カップルなら精子提供を受け人工授精または体外受精で子をもうけることができる。男性カップルでは、卵子の提供と代理母への依頼が必要になる。

こうした同性カップルによる利用は、医学的不妊に対処するために行われてきた生殖補助医療の範囲を超えているので認められないと考えるか、子を得るという意味では同じなので認めてよいと考えるか。

たとえばフランスでは、男女の親と子から成る伝統的家族像を守るため、法律で、生殖補助医療を使えるのは医学的に不妊と診断された男女のカップルに限るとしてきた。それに対し、自由主義派のマクロン政権は、二〇一九年七月に議会に出した生命倫理関連法の改正案に、女性同性カップルと女性単身者も生殖補助医療を用いることを認める条文を入れ、大激論を呼び起こした。

この改正案の支持派は、子を持つ権利は誰にも等しく認められるべきだと訴える。それに対し反対派は、医学的適応のない先端技術の利用は医療の範囲を超えているので認めるべきでない、認めればゆくゆくは男性同性カップルにも、フランスでは禁じられている代理出産の利用を許すといった、非倫理的な展開につながると批判する。議会では、この生殖補助医療拡張案が採択され成立する運びだが、保守派や宗教界は反対する活動を議会内外で続けている。

この問題について日本では、生殖補助医療を律する法律はなく、産科婦人科学会の自主規定では、生殖補助医療を受けられるのは事実婚を含む男女の夫婦に限るとしている。だがくり返し述べてきたように、これは民間学術団体の自主ルールにすぎず、法的拘束力はない。だから国内でも、LGBTカップルが生殖補助医療を受けることはできる。現に、二〇一九年に発表された岡山大学の調査では、産科婦人科学会に登録している生殖補助医療実施機関のなかで、四施設が、女性同性愛者のカップルの片方への人工授精や、性別適合手術を受ける人の精子の凍結保存をしたと回答を寄せたという（朝日新聞デジタル、二〇一九年十月二八日）。

だが、ＬＧＢＴカップルが、生殖補助医療により生まれてくる子と法的親子関係をつくることは難しいと思われる。たとえば女性同性愛者のカップルでは、産んだ女性が戸籍上も母と認められるが、カップルのもう片方の女性との間には、親子関係は認められない。日本では、婚姻した夫婦しか赤ちゃんを養子にすること（特別養子縁組）が認められないので、養子という道も閉ざされている（子が育つのを待って、普通養子縁組をする可能性はあると思われるが）。

トランスジェンダーについては、女性から男性になる性別適合手術を受け、戸籍も男性にした人が、女性と婚姻して、第三者の精子の提供を受けて人工授精でもうけた子を、自分の戸籍に実子として記載することを拒まれ、最高裁まで争って、ようやく認められたという例がある（平成二五年十二月十日最高裁第三小法廷決定）。

法的婚姻が異性のカップルにしか認められていない日本の現状では、まず性的多様性をどう受け入れるかを決めていかなければならない。そのなかで、誰がどのように家族となれるかが問われることになる。生活を共にするパートナーの組合せの多様性をどこまで認めるか、そして、そこで認められたカップルが、子を持つことをどこまで認めるか。生殖補助医療をどこまで利用してよいかを議論するだけでなく、養子をとることを認めるかも選択肢として考えなければならない。

このように、ＬＧＢＴの人々が置かれている状況を考えることは、家族とは何か、親子とは何かを、あらためて問い直すことにつながる。家族は社会のいちばん基本的な単位であり、そのあり方をどう考えるかは、私たちすべての生活の基盤に関わる問題だ。

生殖補助医療は、誰がどのように子を得るか、様々な可能性を開いたことで、性と家族のあり方について、新しい問いかけをもたらした。それは不妊の当事者だけの問題ではない。私たちみなの、子や孫やひ孫にまで関わる問題なのである。

# 第二章　病——先端医療の明暗

## 臓器移植が抱える業《ごう》(1)——脳死移植vs生体移植

人は無事に生まれたあと、育ち年齢を重ねていくなかで、様々な病の苦に直面する。病との闘いは人類の歴史を通じて行われてきたが、医療技術の発達で出てきた新しい問題というと、まず臓器移植が挙げられる。

心臓死した人からの提供による腎臓の移植は一九五〇年代から始まった。次いで脳死者から提供される心臓や肝臓の移植が、一九六〇年代に始まる。ほかの人の臓器を体に入れると、免疫により拒絶反応が起こって、移植した臓器が壊れてしまう。そこで免疫の働きを抑える薬(免疫抑制剤)を使うのだが、一九八〇年代に効果が高く副作用の少ない免疫抑制剤が開発され、脳死者からの臓器移植(脳死移植)の成績は格段に上昇し、世界中に普及していった。

だが日本では、「はじめに」でふれたように、脳死で死を判定し臓器を取り出すことへの抵抗が強かった。その大きな原因の一つとされるのが、一九六八年に行われた日本最初の心臓移植をめぐる疑惑である(執刀医の名をとって「和田心臓移植事件」という)。提供者は海水浴で溺れて脳死になったというのだが、救命医療と脳死判定は適切に行われたのか、移植を受けたものの、うまくいかずに三ヶ月もたずに亡くなった患者は、ほんとうに移植を受けなければならないほど重症の心臓病だったのか、疑いの声があがった。これは脳死移植の根幹に関わる大きな問題だ。

これらの疑惑に対し、市民からの告発を受けた検察が捜査する事態になり、結果は証拠不十分で不起訴となったが、社会が持った不信感はその後根強く残った。脳死者からの臓器移植は医学界でタブー視され、長く行われずにきた。一九八〇年代にこの状況を打破しようと、厚生省が専門医の研究班に脳死判定基準をつくらせたが、評論家の立花隆氏の綿密な批判もあって、社会の信頼を得ることはできなかった。

それでも一九九〇年代半ばには移植医や患者団体の要望を受けて、国会で脳死者からの臓器移植を条件付きで認める法案が策定され、一九九七年にようやく臓器移植法が成立した。この法律に基づき、九九年二月に第一例の脳死移植が行われたが、提供者は少なく、年に十件前後がやっとだった。

そこで、生前の本人の書面による同意を必須としていた厳しい提供条件を緩和し、家族の同意でも提供できるとした法改正が行われ、二〇一〇年から施行された。その結果、脳死者からの提供は年々増え、二〇一七年には七六例に達した。翌一八年には六六例に減ったが、一九年にはまた大きく増えて九七例となった（日本臓器移植ネットワークの集計による）。ただ臓器移植法ができる前から行われていた心停止後の提供は減り、死後の提供者の総数は、法律成立前に比べ、そう大きくは増えていない。

臓器移植が盛んな米国では年八千人、フランスでは年千七百人を超える脳死臓器提供者が出る。世界のそのほかの国々と比べても、日本の数字は最も少ないほうで、日本人は脳死移植の受け入れに依然抵抗を示しているといえる。

日本で脳死移植がよその国並みに増えない原因は何だろうか。死生観？　医療不信？　それもあるだろうが、最大の原因は、日本の移植医療が、生きている人からの臓器提供に過度に依存してきたことにあると私は思う。

生きている人からは、二つある腎臓の片方、肝臓や肺の一部などが提供される。

移植数全体に占める、生きている人からの移植（生体移植）の割合は、二〇一七年の集計で、腎臓で八九％、肝臓で八三％にのぼる（日本移植学会調べ）。こんな国はほかにまずない。世界で最も高いと思われる依存度である。海外では脳死移植が主で生体移植はそれを補う従という位置付けだが、日本では逆に生体移植が主で脳死移植が従になっているのである（心臓だけは生きている人からもらえないので、このかぎりではないが）。

日本で脳死移植が増えず、生体移植が圧倒的に多い原因は、二つあると思う。一つは、見知らぬ脳死の他人からより、生きている家族からの提供のほうが好ましいと思う、日本人の身内主義。これは都市化、生活基盤の個人化が進んだ二一世紀のいまになっても、依然根強くあるようだ。

もう一つの原因は、臓器移植法に、生きている人から臓器を摘出してよい条件や手続きを定めた規定がないことである。法規制が厳しい脳死移植に比べ、無規制でやりやすい生体移植のほうに、移植医療のエネルギーが傾いてしまっている。だから脳死移植が増えないのだ。一つ目の原因（身内主義）は社会文化的な要因で、是非をとやかくいえる問題ではないだろう。だが二つ目の原因（法的無規制）は、見過ごすことのできない人権問題をはらんでいる。

生きている人から臓器を提供してもらうには、その人のための医療目的でなく体に深くメスを入れなければならない。それは、「害をなすなかれ」という医の倫理の根幹にふれる行為である。刑法上は傷害罪に問われる可能性がある。

その違法性を阻却《そきやく》するためには、生きている人からの臓器摘出を正当行為と認めてよい条件を法律で定める必要がある。脳死の人からの臓器摘出が正当と認められる条件を法律で定める必要があったのと同じことである。だから海外の臓器移植法には、提供者にしてよい人の範囲を制限し、公的な事前審査を義務づけるなど、生体移植を規制する条文があって、かなり厳しく抑えられてきた。やらないほうがいい行為だという認識が背景にある。

だが日本の臓器移植法は、脳死者から臓器を摘出できる条件しか定めていない。生体移植は無規制で、そのため、あとでみるように、臓器売買や患者の死亡例多発などの問題事例が起こる要因となっている。臓器提供経験者には様々な健康被害が起こることがあるのだが、その実態もほとんど明らかにされてこなかった。

死者からの臓器提供がなかなかないから、生きている身内からもらおうというのは、本来望ましくない窮余《きゅうよ》の策であるはずだが、日本の社会では尊い家族愛の行為とされ、放任されている。欧米で、見知らぬ不特定の人への脳死臓器提供が、隣人愛に基づく尊い行為とされてきたのと、大きな違いである。

しかしその欧米でも、脳死移植には限界があり、臓器の不足を補うために、生体移植を増やそうとする動きが盛んになりつつある。社会の抵抗が大きい脳死移植を何とか増やそうとしてきた日本と逆に、いま西洋諸国では、社会の抵抗が大きかった生体移植を何とか増やそうとしている。あっちで足りなければこっち。命を脅かされる病気に苦しむ患者を劇的に救うことができる臓器移植は、生きている健康な人の体の中にまで手を伸ばさなければならないという業を抱えている。

## もう少しくわしく――生体移植をどう規制したらいいか

生体移植を正当な医療と認めるために、いちばんだいじなのは、臓器の摘出が提供者の生命と健康を損なうことがないように行われなければならないということである。そのためたとえば韓国では、移植法に基づく大統領令で、生きている人から提供してよい臓器の種類を限定していて、肺はそのなかに入っていない。生きている人から肺の一部を摘出するのは、リスクが大き過ぎて認められないとの判断なのである。欧米でも肺の生体移植はほぼ行われていない。だが日本では、脳死移植が法で認められたあとも、長く肺の生体移植が行われ続け、二〇一六年には肺移植の二六％を生体移植が占めていた。翌一七年にはようやく一五％まで減った（日本移植学会調べ）が、世界的にみれば、異常な多さだといえる。

またたとえばフランスのように、臓器提供経験者の健康状態のフォローアップを法律で義務づけている国もある。フランスでは、臓器提供経験者が健康が損なわれる恐れが高く、生命保険に加入しづらくなることを防ぐ法規定も設けられている。生体移植を認めるには、そこまで提供者を保護する必要があるということだ。日本では、生体移植は実施医療機関任せで国は関与しないので、こうした保護の措置は保障されていない。

もう一つだいじなのが、提供者にできる人の制限である。移植を受ける患者からみて何親等内の血族までOKか、配偶者とその血族（姻族《いんぞく》）は認めるか、といった制限が、国ごとに定められている。無制限に生きている人からの臓器提供を認めると、人身売買に近い搾取や強制が起こる恐れが高まるからだ。現に世界各地で、金銭上の取引が絡む生体移植が横行し、犯罪組織まで関与して、貧困者など弱い立場の人々が臓器を提供させられている。世界保健機関（WHO）はこうした臓器取引を抑えるよう、各国に規制を求めている。

さらに、提供候補者が自由意思で提供するかしないかを決められるよう保障する措置も必要になる。フランスでは、候補者の心理状態を調べ、何らかの圧力がかかっていないかなどをチェックし、提供の意思が適正かどうかを公的な第三者委員会が事前に審査する制度が設けられている。

だが日本では、生体移植は臓器移植法の対象外で、何の公的規制もない。第一章でみた生殖補助医療などと同じく、専門医の団体である日本移植学会の自主ルール（「倫理指針」）があるだけだ。この指針によれば、生体移植は「本来望ましくない」

としながらも、親族は血縁者六親等までと、配偶者と姻族三親等まで提供者にできるとしている。六親等とは、いとこの孫までということだ。いまの日本の家族状況からみて、あまりにも範囲が広すぎる。これは第二次世界大戦後すぐにつくられた民法の「親族」の規定をそのまま援用しているだけで、生体移植を適正な範囲に留めようという意思は感じられない。また同指針は、提供者は「親族に限定する」としながら、実施医療機関の倫理委員会が認めれば、非親族からの提供もできるとしている。移植学会の意見も事前に求めることとされているが、最終的な判断は実施医療機関の裁量次第なので、生体移植のすべてが適正に行われているか、確かめるすべはない。

ただ唯一、臓器売買の禁止だけは、日本でも移植法の規定が生体移植にも適用される。その結果、これまで生体腎移植で二件の臓器売買が摘発され、裁判で有罪の判決がくだされているが、いずれも当事者間で金銭の授受などをめぐりトラブルになったため明るみに出たもので、ほかにも臓器売買の例がないかどうかは、わからない。二件のうち東京での腎臓売買事件では、提供者は若い貧困者で、仲介したのは暴力団構成員の経歴がある者だった。WHOが禁圧を呼びかける、起こってはいけない典型例が、日本国内で出てしまったのである。生体移植が無規制で、どこで誰がどのように行っているか把握できない状態になっていることが原因だといわざるをえない。

さらに、外国人患者を日本に受け入れて生体肝移植を受けさせ、加えて外国でも日本人主導で生体肝移植を行うことを目玉事業とする医療機関まで出てきた（神戸国際フロンティアメディカルセンター病院）。この事業は、患者の死亡例が相次ぎ、「採算がとれない」として病院が閉鎖となったために、立ち消えとなった。だが、無規制の「生体移植天国」を外国に「医療産業」として売り出そうとする発想は、とうてい許されるものではない。

海外の国々にならい日本でも、臓器移植法を改正して、生体移植を適正な範囲に制限し、公的な管理ができる規定を設けるべきではないか。生きている身内からの臓器提供を、家族愛に基づく尊い行為だと放任しているだけではいけないと思うのだが、いかがだろうか。

## 臓器移植が抱える業(2)——さらなる提供源を求めて

臓器移植のいちばんの問題は、いつどこでどれだけ出るかわからない提供者を待たなければならないところにある。ようやく一年に一〇〇件近く脳死臓器提供者が出るところまできた日本はもちろん、年に八千出る移植大国米国でも、千七百出るフランスでも、移植を待つ患者の数のほうがはるかに多く、臓器不足が深刻だ。

そこで、脳死者以外の提供源を求めることになる。その一つが、生きている人からの提供。そしてもう一つは、脳死でなく心臓死した人からの提供である。

日本では心臓死した人からの臓器提供は、自然な経緯を辿って心停止に至ったケースで行われる。血流が止まって時間が経ってからの提供になるので、移植できるのは腎臓と角膜だけだ。だが欧米では、延命医療を行わずに心停止させたケースで臓器の提供が行われている。この方式だと、心停止の時期が予想でき、臓器摘出チームがそれに合わせて待機することで、血流の止まった時間を短くできるので、腎臓だけでなく肝臓や肺なども移植できる。これは、延命措置を望まず自ら死を選ぶ人が増えている終末期医療の動向と直結した、新しい臓器提供源だ。日本では認められていない。

この医療措置中止による「管理された心停止」を臓器の提供につなげる方式は、一九九〇年代に米国で始まった。その数は年々増え続け、二〇一九年には、一年で二七一七人の「心臓死」者から臓器提供が行われた。これは脳死と合わせた死後の臓器提供者の一四％にあたる。これら心停止提供者からは、腎臓四二〇七、肝臓七一四、肺二九九など多くの臓器が移植されている（米国保健福祉省データによる）。

また英国でも二〇〇〇年度から導入され、盛んに行われるようになった。二〇一八年度には、一年間に「管理された心停止」により六三八人が臓器提供者になった。これはその年の脳死による提供と合わせた死後の臓器提供者の四〇％を占める。移植された臓器の数は、腎臓九七二、膵臓と腎臓四六、肺三九、肝臓一八六にのぼる。止まった心臓も三一移植されているのが目を引く（所管の血液臓器局による）。

だが延命措置中止による死の選択は、どこまで、どのような条件で認められるか、法的にも倫理的にも問題があり、是非が議論されている（それについては第四章でくわしく取り上げる)。そこに、移植する臓器を得ようという別の目的が入ると、臓器提供のために死期を早めるケースが出てくるのではないかとの懸念が当然高まる。

そのためフランスは、この方式の導入には非常に慎重で、国の厳しい管理の下で二〇一四年に認可、二〇一八年一年で一二一人から、腎臓二一三、肝臓四八、肺二〇が移植された(所管の生命医療局による)。米国や英国に比べれば少ない数字だが、実施例は年々増えていて、二〇一九年には前年より大幅に増加したと報じられている。

生きている人からの臓器提供では、暗黙の強要や、貧しい人に臓器を売らせるような倫理的な問題が伴うケースが出てくる。延命措置をやめて心停止した人からの提供を認めれば、そこでも、臓器を得るために死へと誘導されるのではないかなど、様々な問題が起こるリスクを抱えることになる。

そこで近年、さらに別の提供源が注目を集めている。人間ではなくほかの動物の臓器を移植する「異種移植」という試みである。だが異種の動物(ブタが最有力候補)の臓器を移植すると、ほかの人の臓器の場合をはるかに超えた、激しい拒絶反応が起こる。動物にしかない病原体が感染する恐れもある。そこで生命工学技術により、免疫反応や感染の原因となる細胞の分子の活動を、遺伝子改変などによって抑える研究が進められている。実現すれば臓器不足を補えると期待されるが、倫理的には、人間の医療のためにほかの動物を犠牲にしていいかという、動物保護の観点からの問題をはらむ（動物保護と医療については第三章で取り上げる）。また、ほかの動物の一部を体内に入れることで、移植患者の人間としての自己同一性に混乱をもたらす、心理的・精神医学的なリスクも指摘されている。

生命操作をさらに進めて、人間の細胞を動物の受精卵や胎仔《たいし》（人間以外の動物の胎児をこういう）に入れて育て、動物の体内でヒトの臓器をつくろうという研究も行われている。日本では二〇一九年に、マウスとブタの受精卵に人間の幹細胞を入れ、狙った臓器を育てる東京大学医科学研究所と明治大学による研究が、国から認可された。うまくいけば、患者の細胞を使って拒絶反応のない臓器をつくり移植できると期待されるが、人間の要素が混じった動物（異種キメラという）を生み出すことになるので、宗教的・倫理的観点から強い批判も出されている。またヒトの細胞を移植された胎仔だけでなく、胎内でそれを育てる母動物も犠牲にするので、異種移植以上に、動物保護の観点からの問題も抱える。

このように臓器移植は、やればやるほど、足らない臓器を求めて、様々な提供源に手をつけ、そこでそれぞれ異なる倫理的な問題を抱え込む、業の深い行為だといえる。命に関わる病気を治すために、臓器を死んでいく人からもらうか、生きている人からもらうか、それともほかの動物からもらうか。ほかの人や動物の命に頼らず、自分に与えられた寿命に身をゆだねるという選択もあるだろう。臓器移植はどこまでやってよいか。いま、あらためて問いかけ、考えてみるべきではないだろうか。

## 再生医療という希望

どれだけ出るかわからない提供者に頼らなければいけない臓器移植には、限界がある。必要な臓器を人の手でつくれれば、その限界を超えることができる。また、心臓や肝臓の病気と違い、脊髄《せきずい》損傷や脳の病気では、ほかの人からの移植は考えられないことだった。そこで、損なわれた様々な人体組織を人為的につくり出して治療に役立てようという試みが進められている。それが再生医療である。

いまいう再生医療は、臓器・組織の細胞の元になる幹細胞を使って、必要な細胞や組織になるように分化させ培養するなどして加工したものを、病気やけがで傷んだり損なわれたりした部分に移植し、失われた機能の修復を促す、という戦略で行われている。使われる幹細胞は、自然に体の中にあるものから、人の手でつくられるものまで、いろいろだ。

最初に使われたのは、体中のいろいろな細胞に分化し増殖する能力が高い、胎児由来の細胞だった。だがこれは人工妊娠中絶により死亡した胎児から取り出すものなので、倫理的な問題が大きかった。そこで次に出てきたのが、受精卵（胚）由来のES細胞（胚性幹細胞）だった。ES細胞は、どの臓器・組織の細胞にも分化できる「万能細胞」だと期待された。だがこれも、体外受精した胚をつぶして取り出すので、やはり人間の命の始まりを犠牲にしなければならないという大きな倫理的問題は免れなかった。

その次に出てきたのが、iPS細胞（人工多能性幹細胞）である。これは皮膚など体の普通の細胞からつくれるので、命の始まりを犠牲にするという倫理的難題を伴わない再生医療の素材として期待された。とくに海外では、医学界以上に、命の始まりの犠牲に反対してきた宗教界が大歓迎した。ただiPS細胞は、四つの遺伝子を導入してつくる、自然界にはない人工の幹細胞だ。そこから得られた細胞が、生きた体の中で安全に働いて治療につながるか、まだ研究段階で、慎重に見守る必要がある。そのために、日本では再生医療の安全性を確保する仕組みを定めた法律がつくられた。

日本は山中伸弥《しんや》教授が樹立に成功したiPS細胞による再生医療の研究に力を入れている。これまで、法令による慎重な管理の下で、iPS細胞からつくられた網膜や角膜を重い目の病気の患者に、脳神経細胞をパーキンソン病の患者に、心筋細胞を重症の心不全患者に移植する臨床試験が実施された。また軟骨をつくって傷んだ膝に移植する臨床試験も国が実施を承認した（二〇二〇年二月現在）。

このほか、人工でなく患者の体内に自然にある幹細胞を使う再生医療には、すでに保険適用を受けるところまで実用化したものもある。骨髄から取り出した幹細胞によって、詰まってしまった足の血管を修復する再生医療がその例だ。脂肪組織から採れる幹細胞を使う試みもある。だが海外でも国内でも、安全性や有効性が未確立のものが、「再生医療」の名の下に行われ、被害が出る例も出ている。

どの幹細胞を使うにせよ、いまのところ、つくれているのは網膜、心筋といったシート状のものが主で、心臓、腎臓、肝臓など臓器を丸ごと人の手でつくり出すことは、できないでいる。そのため、先にみたように、ほかの動物（主にブタ）の胎内で臓器を育ててもらう研究が進められている。だがそこには倫理的問題があることは、すでにみたとおりである。再生医療という希望も、新しい悩みを伴わないではすまない。

こうしたいまの再生医療の主流の、「体外加工細胞補充療法」ともいえる手法とは違うやり方の研究も行われている。体外でいちいち元の幹細胞から加工したものを移植するのではなく、治療に必要な、たとえば神経の細胞を、患部で直接、周りのほかの健康な細胞から分化させてつくる試みがある（「生体内リプログラミング」

という)。また、あとで遺伝子治療の項で取り上げる、ゲノム編集という新しい技術を患者の体内の細胞に施して、肝臓で必要な酵素をつくれない難病(「ムコ多糖症II型」)を治療しようという臨床試験が、米国で二〇一七年に始められた。こうした、病気の原因となる損傷や欠損を患部で直接治す「生体内再生医療」も、病への新たな対処の試みとして注目していきたい。

### もう少しくわしく——再生医療はどう管理されているか

日本で二〇一〇年頃、適切な審査を受けずに、脂肪組織由来の細胞などを用いた治療が再生医療の名の下に行われ、死亡事故が起こるなど大きな問題となった。そこでこうした事態を防ぐために、再生医療の安全性を確保するための法律が二〇一三年に制定され、翌一四年から施行された。

この法律では、再生医療をリスクの高いもの、中程度のもの、低いものの三種類に分け、その分類に応じた審査を義務づけている。審査を行う委員会は、厚生労働大臣の認定を受けたものでなければならない。リスク高の分類(第一種)に入るのは、iPS細胞やES細胞などによる、新奇性の高い細胞加工物を用いる再生医療である。リスク中（第二種）に入るのは、骨髄由来など体にある自然の幹細胞を用いるもの、リスク低（第三種）には、それ以外の体細胞加工物を用いるものが入る。審査委員会（認定再生医療等委員会）は、病院や大学だけでなく、NPO法人なども設置者になれる。

この法律に基づき、二〇二〇年二月末までに、全国で一五四の認定委員会がつくられ、三千九百件を超える再生医療提供計画が出された。そのほとんどは、管理のいちばん緩い第三種の治療計画で（三千三百件余）、再生医療として注目度・期待度の高い第一種は、研究のみ十六件に留まっている。それよりやや実用化が進んでいる第二種は研究六七件、治療四九四件となっている（厚生労働省調べ）。

この法律によって、私たちが受ける再生医療の安全性と有効性は、どこまできちんと保障されているだろうか。

最も懸念されるのは、認定委員会ごとに、審査に厳しいところと緩いところが出るなど、ばらつきが生じることだ。現に、ある委員会に提出して却下された計画を、ほかの委員会にそのまま出し直して通してしまったり、自分のところで委員会をつくって自前で通してしまったりという例が出ている。所管の厚生労働省は、こうしたばらつきを抑えるために、審査のポイント（たとえば第一種で最も懸念される、移植する細胞が腫瘍《しゅよう》化するリスクのチェックのしかたなど）や、患者への説明と同意の適正なあり方などを通知や法令の改正などを通じて周知するよう努めている。

こうして進められてきた再生医療等安全性確保法の管理の下で、法令違反が摘発されるケースが出ている。二〇一九年までに、計画を出さず無届けで実施した違反で再生医療等提供一時停止命令が十六件、細胞加工物製造一時停止命令が二件出されている。二〇一七年には、へその緒の血（臍帯血）からとれる幹細胞を用いた再生医療計画で、臍帯血を不正に売買し、無届けで患者に投与したとして、六人が逮捕される事件も起こった。また二〇二〇年一月には、脂肪組織由来の細胞を無届けで採取して投与したとして、医師ら二名が逮捕された。

さらにいうと、日本の再生医療の公的管理には、私たちにとってわかりにくいところがある。企業や大学病院などが、医薬品の開発を管理する法律に基づいて行う再生医療の臨床試験（「治験」という）は、医薬品法で管理され、再生医療等安全性確保法の対象外とされている。そして国の医療産業振興政策で「再生医療等製品」は目玉の一つとされていて、審査承認を早めるため、一般の医薬品開発で求められる厳密な安全性と有効性のデータが揃わないうちに、「仮免」で前倒しに実施できる、特別の扱いを受けている。これでは効果のあやしい再生医療が行われて、患者の生命や健康が脅かされる事態を防げなくなるのではないかと、海外から批判が出ている。それに対し国内の関係者は誤解だと反論しているが、内外の信頼を得るには、実績で示すしかない。

再生医療もほかのすべての先端医療と同じく、期待は高いが懸念も多い。適正に安全に行われるよう、私たち医療を受ける側も、関係する法令の運用をよく見守る必要がある。

## 遺伝子を調べる時代の備え(1)——正しい知識と態度を養う

私たちは、遺伝子やＤＮＡという言葉を、日常生活で普通に耳にし、使うようになっている。だが、その正体（姿形と働き）を人間が明らかにできたのは一九五〇年代から六〇年代にかけてのことで、まだ六、七十年しか経っていない。

さらにそのＤＮＡを調べて、特定の病気などにかかるかどうかを判定する遺伝子検査が普及したのは、この二、三十年くらいのことである。そこからまた新たな悩みが生まれる。

ＤＮＡとは、「デオキシリボ核酸」という、細胞の核の中にある生体分子の名前で、英語の頭文字をとった略称だ。ＤＮＡは、二本の長い鎖からできていて、塩基という部分が対になって結合し、二重にらせんを巻いている。塩基とは、ＤＮＡを構成する分子のうち、生命現象を司る情報の担い手となる部分のことで、アデニン（Ａ）、チミン（Ｔ）、グアニン（Ｇ）、シトシン（Ｃ）の四種類がある。Ａと対になるのはＴ、Ｇと対になるのはＣと決まっている。

遺伝子とは、ＤＮＡの配列のうち、主に生命現象で最も重要な働きをするタンパク質の合成を担う情報を持つ部分をいう。遺伝子検査では、遺伝子のＤＮＡのＡ、Ｔ、Ｇ、Ｃの並び方を調べて、病気の原因などになる変異の有無をみる。

いま医療現場で行われている遺伝子検査は、特定の遺伝子の変異が原因で起こる病気を診断するための検査のほかに、個々の患者の、特定の薬剤に対する反応（副作用が出やすいとか、効きにくいといった）に関わる遺伝子を調べる薬理学的検査や、特別な抗がん剤が安全に効くかどうか、標的となるがん病変組織の遺伝子を調べる検査がある。多くの因子が関わる一般の病気（糖尿病などのいわゆる成人病が主）にかかるリスクを調べる検査もある。

検査で調べる対象となる遺伝子の変異は、親から子へ伝わるもの（生殖細胞系列の変異）もあれば、そうでないもの（体細胞変異＝その人限りの体で起こる変異）もある。自分が受ける検査では、どちらを調べることになるのか、よく知っておく必要がある。主に体細胞変異を調べるがん組織の検査でも、生殖細胞系列の変異が明らかになる場合もある。つまり、自分の病気の診断や治療に関わる情報だけでなく、家族や子孫の生命・健康・生活にも関わる情報がわかることがある。

遺伝子検査を受けるときは、その検査の目的、検査の結果何がわかるか、わかった結果が自分の医療にどう活かされるか、自分だけでなく家族にも影響する結果が出たらどうするか、といった点について、きちんと説明を受けたうえで、検査を受けるかどうか決める必要がある。その際、主治医だけでなく、遺伝医療の専門家によるカウンセリングを受けることを求められる場合もある。

遺伝子検査による情報の取得と利用にあたっては、慎重な配慮が求められる。たとえば、ある病気の原因になる遺伝子変異を持っているといった情報が、利害関係を持つ第三者（雇用主や生命保険会社など）に不用意に開示されると、就職や昇進、保険の加入や保険料の設定などで、不利益な扱いを受ける恐れがあるからだ。

先進諸国では、このような遺伝子情報に基づく差別を防止するために、雇用者や保険会社が遺伝子検査を利用することを制限し、検査結果に基づいて不利益な扱いをすることを禁止するといった法令を設けている。だが日本では、まだそうした法整備が行われていない。そのため、遺伝子検査を受けた結果、ある遺伝性疾患だと確定診断された人が、そのせいで（保険加入前の、生まれつきの病気だからという理由で）保険金をもらえず、裁判になった例もある。早急な対応が望まれる。

また、雇用や保険のような実務的な差別だけでなく、結婚を忌避されるような社会的な差別も大きな問題だ。これは法律で禁止できるようなことではない。遺伝子情報についての正しい知識とその扱い方の適正なマナーを教える、遺伝教育の充実で対応するしかない。米国では一九九〇年代から、そうした遺伝教育の教材開発や教員研修に国の予算がつけられてきた。日本ではこの面でも立ち遅れが否めない。

さらに、医療機関で受診せずに、インターネットなどを通じて手軽に受けられる遺伝子検査が氾濫《はんらん》してきて、問題になっている。こうした市販遺伝子検査で伝えられる結果は、一般の病気や肥満などになるリスクを確率で示すだけの情報であることが多く、医学的な妥当性や精度は業者によって大きく異なる。海外では法令によ る規制に乗り出した国もあるが、日本ではまだ何の規制もない。検査の質の確保や、本人だけでなく家族などにも適正に検査結果を伝えるためのルールの確立、検査結果に基づく差別の防止など、必要な施策の実施が望まれる。

だが、公的規制を求めるだけではいけない。一般人の側も、不正確な情報や偏見にまどわされないよう、遺伝子を調べる時代にふさわしい知識と態度を身につける努力をしなければならない。

## 遺伝子を調べる時代の備え(2)――「マイゲノム」の意味と価値

生物が持つDNA配列の総体を、ゲノムという。「ゲノム」はドイツ語読みで、英語では「ジノム」という。適当な日本語訳はなく、外国語のカタカナ表記のまま使われている言葉である。

生物種ごとにゲノムの長さは決まっていて、その単位を塩基対という。DNAは、AとT、GとCの塩基のペアが基本になっているからである。ヒトのゲノムは約三十億塩基対ある。遺伝子はそのうちの一部の塩基対から成っていて、ヒトではおよそ二万五千個あるという。ゲノム上には遺伝子でない部分が膨大にあるのだが、そうした部分も、生命現象において重要な働きに関わっていることがわかってきている。

ゲノム上のDNA配列には、個人差が大きい部分がある。そこを調べることで、個人の特定や親子の識別ができる。これをDNA鑑定という。DNA鑑定は、犯罪捜査で現場に残された毛髪や体液から犯人を特定する際や、親子関係が争われる民事裁判で、証拠として使われる。

ＤＮＡ鑑定はゲノムのごく一部だけを調べるが、ゲノム全体を調べて、個人差のあるたくさんの部分を拾い出し、病気や体質とのつながりを判定する「全ゲノム解析」という手法も近年普及してきた。以前は人間のゲノムを全部読み取るには、多くの年月と巨額の費用がかかっていたのだが、解析機器の開発が進んで、二〇一〇年代に入ると、劇的にコストが下がった。いまでは一日足らずの間に、数百米ドルで個人のゲノム配列を全部読み取るサービスを提供する企業が、複数出てきた。将来は、百米ドル、一万円で、誰もが自分の全ＤＮＡ配列＝「マイゲノム」を明らかにすることができるようになるといわれている。

ではそれで何ができるようになるのだろうか？

全ゲノム解析をすることで、同じ病気でも、患者一人一人の性質に合わせた薬や治療法を選ぶ、オーダーメイドの「個別化医療」が提供できるようになると期待されている。また、すでに遺伝子検査で、肥満やはげになりやすいかどうかといった体質や、運動能力や知的能力、はては芸術家になる適性までわかると宣伝する業者が出てきているが、マイゲノムを明らかにすれば、それら全部が一気に、より高い精度で判定できるようになる、というサービスが出てくるだろう。

あなたは、そういうサービスを受けたいだろうか。値段次第？　マイゲノムから何を知りたいだろうか。それともわざわざ知りたいとは思わない？　自分は受けないでいいけれど、子や孫にはマイゲノムをとらせて将来に備えさせたいと思うだろうか。

ゲノム情報は、遺伝子情報よりさらに広範な生命と健康、生活に関わる情報となるので、不用意に第三者に漏れた場合の被害（先に取り上げた様々な差別）が、さらに深刻になる恐れもある。

また、ゲノムを全部調べると、知ろうとしていなかったことまでわかってしまう恐れも大きい。たとえば、がん検診のつもりでゲノムを調べたら、脳の難病になる可能性があることがわかってしまう、といったことが考えられる。だからゲノム解析の分野では、知る権利だけでなく、知らないでいる権利も保障されなければならない、という議論がある。

ただ、病気になるのはすべてDNAが原因ではなく、環境や生活習慣によって左右される度合いも大きい。体質や身体的・知的能力も同じである。手軽にマイゲノムを読み取ることに、どれだけ価値や意味があるか、私たち一人一人が、家族などとも話し合いながら、よく考え決めていく態度を身につけることが求められる。

### もう少しくわしく——ゲノムデータと個人情報保護

ゲノム情報は、個々人の保健医療のためだけでなく、社会全体の公衆衛生の把握・向上や、医学研究にも役立てることができる。そのため地域や国レベルで、何千人、何万人と大規模にゲノム情報を集め蓄積する、ゲノムデータバンクがつくられている。日本では、東日本大震災復興予算の名目で被災地域住民を対象につくられた「東北メディカル・メガバンク」などの事業が進められている。

たくさんの人からゲノムデータを集めるバンクの運営では、データ取得時の同意の取り方や、得られた情報を第三者に提供できる条件などについて、多くの倫理的配慮が必要になる。

私たちは、病院で検査を受けるとき、職場や地域で健康診断を受けるとき、あるいは市販の遺伝子検査サービスを受けるときなど、様々な機会に、ゲノムデータの提供を求められることが増えるだろう。検査や健診で採血した血液が利用されることもあれば、研究目的だけで採血や、綿棒で頬《ほほ》の内側の粘膜を採ることを求められる場合もある。

では、ゲノムデータの提供を求められたら、どうしたらよいだろうか。

自分のどんな情報が、誰によって何の目的で使われるのか、きちんと説明を受けたうえで、提供に同意するかしないか決める。それが大原則だ。だがゲノムデータをとられるとき、そのあとどんな利用をされるか、その時点ですべてわかっているわけではないので、漠然と「研究のために利用すること」に同意するよう求められる場合が多い。

ここでだいじな点は二つある。まず、研究のための利用なのだから、ゲノムデータを提供する個々人の保健医療にすぐ役に立つ結果は、原則として出てこない。提供を求める側は、直接自分の利益には必ずしもならないということを、対象者にきちんと理解してもらえるように説明しなければいけない。提供を求められた側は、その点を理解したうえで、同意するかしないか決めなければならない。

二つ目に、ゲノムデータを利用する「研究」のなかには、将来の公衆衛生や医療の発展のための、あるいは科学的な知識を深めるための学術的な研究だけでなく、企業による製品やサービスの開発のための研究（特許や利潤につながる）も入ることが想定される。だが、ゲノム情報を提供する際、一人一人の対象者がそこまできちんと説明され理解しているかどうか、わからないこともある。ゲノムデータバンクの運営に関わる者は、そうした営利目的での産業の振興からは独立性を保って事業を進め、何がどう使われたか、対象者だけでなく社会全体にきちんと説明する責任を負っている。

ゲノムデータをとられる側からいえば、そうした利用のされ方がいやな人は、提供を断ればよい。自分の保健医療のためにマイゲノムを用いることだけに同意して、研究利用には同意しない、あるいは学術目的の利用だけに同意して営利目的の利用には同意しない、という選択もできる。

個人情報の保護も重要な配慮事項だ。日本では二〇一五年に個人情報保護法が改正され、新たに病歴などが「要配慮個人情報」と位置付けられ、規制が強化された。だがゲノムデータは要配慮個人情報に該当しないとされ（そこから解析され判明した医療情報は該当する）、その利用については法令ではなく、法的拘束力のない医学系研究に関する行政指針で扱いが決められることになった。その指針では、ゲノムデータの取得は本人同意を原則とするが、個々の対象者から同意を得ないでよい例外も認められている（匿名化する、倫理委員会の審査と承認を得る、提供拒否の機会を保障する、などの条件で）。私たちのゲノムデータは、ビッグデータとして利用促進が求められているが、遺伝情報の特殊性を考慮して、人権保護と両立するように、慎重なやり方で進められなければならない。

ゲノムデータを提供して医学研究や公衆衛生の向上に貢献することは、私たちみなの義務ではない。権利である。血を採られて終わりにせず、出したものがどう使われ、その結果どういう成果が得られたか得られなかったか、不正な、不適切な利用はされていないか、見守り、知る権利が私たちにはある。それを忘れないようにしたい（個人情報を用いる研究については、第三章であらためて取り上げる）。

## 遺伝子の治療と操作の是非

遺伝子のＤＮＡの並び方を読み取るだけでなく、削ったり加えたりして組み換えることができるようになったのは、一九七〇年代から八〇年代にかけてのことである。生命の大本に手を加えてよいのかとの懸念に対し、研究者は厳しい安全管理基準をつくって応えた。そうして軌道に乗った遺伝子組換え技術は、大豆などの作物の品質改良や、研究目的に合った性質を備えた実験動物の作製に使われ、普及した。

そして人間の治療にも応用される。病気の原因になる遺伝子を、病気にならないものに置き換える、遺伝子治療の世界最初の臨床研究は、一九九〇年、米国で行われた。対象は生まれつき免疫が働かない病気の幼児だった。同じ病気を対象に、日本でも九五年に第一例が行われた。

遺伝子治療は、病気を根本から治せる究極の医療だと期待された反面、人間の生命の元を操作することに対し批判や懸念も大きかった。そこで国の事前審査を課すなどの厳しい規制が敷かれた。倫理面でも、子孫の改変につながる精子・卵子と受精卵の遺伝子を組み換えることは禁止された。また、治療目的ではなく、たとえば成長ホルモンの遺伝子を投与して身長を伸ばすといった、強化・向上目的の利用も禁止された。

だが、病気にならない遺伝子を細胞に組み入れ、患者に投与する（または遺伝子そのものを投与し体内に組み入れる）方式では、治療の効果が出るまで遺伝子を働かせることが難しく、なかなか成果があがらなかった。副作用で患者が死亡するケースも出てしまった。そのため遺伝子治療は長く停滞の時期が続いたのだが、二〇〇八年以降、白血病・リンパ腫、血友病Bなどで効果が確認される研究結果が出て、復活の兆しがみえてきた。日本では現在、遺伝子治療は細胞加工物を用いる再生医療の一種として、再生医療等安全性確保法や医薬品医療機器等法による管理規制がなされている。

そうしたなか、従来の遺伝子組換えよりはるかに高い効率と精度で多くの遺伝子を改変できる、ゲノム編集という技術が登場し、作物や家畜の品種改良、病害虫の駆除などに盛んに応用されていった。二〇一〇年代には、動植物に加えてヒトへの応用も始まった。そこで、遺伝子組換えのときと同じ懸念と是非の議論が、あらためて行われるようになった。

ゲノム編集は新参の技術で、狙った改変がちゃんとできるかどうか、まちがったところを変えてしまわないか、確実なコントロールがまだ保障されていない。編集しないほかの遺伝子全体への影響が予想できないといったリスクも抱えている。だがすでに海外では、患者の体細胞にゲノム編集を施す新たな遺伝子治療研究が進められている。エイズ、急性白血病、重い貧血になるベータサラセミアなどの血液疾患が対象になっている。

さらに、体外受精胚にゲノム編集を施して、生まれる前に遺伝子を病気にならないものに変えるための基礎研究も進んでいる。これは遺伝子改変の結果が、生まれてくる命だけでなく、後の世代にも伝わっていくので、リスクがより大きいと考えられている。そのため、病気の予防や治療の研究のために、子孫の改変に道を開いてよいのか、世界的に大きな議論の的になっている。

病気を治すために、自分の体の遺伝子にゲノム編集を行うことは、効果とリスクについてきちんと説明を受け理解したうえで同意するのであれば、あまり問題はないとされている。それに対し、受精胚の段階で遺伝子にゲノム編集を加えるのは、倫理的な問題が大きいとして是非が議論されている。

生まれる前に遺伝子を改変するのは、当人が自分で同意するかどうか決められないから、認められないだろうか。親が、生まれてくる子が病気にならないように遺伝子を改変するのは、絶対に許されないことだろうか。大人にせよ子どもにせよ、たとえ遺伝子を変える技術があっても、持って生まれたもののままに生き、死ぬのが人の道だろうか。ゲノム編集という遺伝子操作の技術をどう使うか、私たちの生命観が問われている。

## もう少しくわしく——生まれる前にゲノム編集？

ゲノム編集とは、人工または生物由来の酵素を用いて、ゲノムのなかの特定のDNA配列を削除したり置き換えたり、別の配列を挿入したりできる技術である。遺伝子編集ともいう。なかでも細菌が異物を排除するために自然に備えていたCRISPR-Cas9（クリスパー・キャスナイン）と名付けられた仕組みが、二〇一三年以降、安価に容易に作製できるゲノム編集のツールとして実用化され、生命科学研究の基盤技術として急速に普及した。

このゲノム編集を使って、人間の遺伝子改変をどこまでやってよいだろうか。すでに始まっている、体細胞のゲノム編集による遺伝子治療の安全性と有効性の監視も重要な問題だ。また現状では、従来の遺伝子治療と同じく、病気の治療ではなく知的・身体的能力の強化・向上にゲノム編集を用いることは認めないとするのが大勢である。

いちばん大きな問題になっているのは、これから生まれてくる子が病気や障害を持たないように、体外受精をした受精卵（胚）の段階でゲノム編集をしてよいか、ゲノム編集した胚を受胎させ、誕生させていいかどうか、である。

ヒトの体外受精胚にゲノム編集を行う研究は、すでに二〇一五年以来、中国、英国、スウェーデンなどで進められている。ゲノム編集した胚は子宮に入れず、受胎、誕生まではさせない。こうした基礎研究は認めようという国は多く、日本でもその方向で検討が進められている。

一方、米国では、科学・医学アカデミーが、難病治療のためにヒトの受精胚のゲノム編集を行い、受胎・誕生させて、生まれてくる子が病気を持たないように遺伝子を改変する臨床研究を、条件付きで認める勧告を二〇一七年二月に出した。この勧告は大きな国際的反響を呼んだ。反対や懸念も多く、国際人権機関であるヨーロッパ評議会の議員総会は、一七年四月末、子孫に伝わるヒトの遺伝子の改変を禁じた既存のヨーロッパ条約の規定を当面は守りつつ、倫理的問題を議論して、ゲノム編集技術に適正な制限を課すよう求める報告を採択した。

そのように国際的に是非の議論が交わされているなかで、二〇一八年十一月、中国の研究者が、エイズウイルスに感染しないよう遺伝子編集をした胚から双子の赤ちゃんを生まれさせたと発表して、大騒ぎとなった。専門家からは、時期尚早で無責任な行為だと、国際的に非難がわき起こった。中国政府も事態を重くみて捜査に乗り出し、二〇一九年十二月末、秩序を乱す違法な医療行為をしたとして、問題の研究者に懲役三年と罰金を科す実刑判決がくだされたと報じられた。

　生まれてくる前にゲノム編集をすることがこれだけの大問題とされるのは、それが、あらかじめ病気や障害を排除し、望みどおりの姿形や性質を備えた子を生み出そうとする、優生思想の実現につながる恐れがあるからだ。受精胚の遺伝子編集は子孫代々伝わるので、種としてのヒトの人為的改変にもつながり、人間の尊厳を侵す恐れがあるという議論もある。この倫理問題をどうクリアするかが、ゲノム編集技術の今後に大きく関わってくる。

　社会での議論のしかたも重要だ。フランスでは、法律でヒトの胚の遺伝子改変を禁止していたのだが、その禁を解く法改正案が、二〇一九年に議会に出された（遺伝子改変した胚を受胎させることはこれまでどおり禁止が維持される）。フランスでは、人間の受精胚を対象にした研究について、長年激しい賛否の意見の対立がくり返され、法規制の中味も二転三転してきた。この長年の対立が、医学・医療の発展を妨げてきたとの批判がある。

　しかし、科学・技術の際限のない進展に対し、異なる価値観・生命観に基づいて禁止や規制を訴える勢力があることは、民主主義社会として健全で、かつ必要なことではないだろうか。日本でも、第一章でみたように、人間の受精胚の研究利用に厳しい視線を向ける人が一定の割合でいるとの意識調査結果もある。

そうした異なる価値観に配慮し、内外から信頼を得てヒトの受精胚のゲノム編集研究を適正に進めるためには、何をどこまでどのような条件でやってよいか、社会の合意をていねいにつくりあげる議論をすべきだ。フランスや英国のように、個々の研究計画を国の許可制とし、産科のクリニックなどから提供されて研究に使われる胚と精子・卵子の売買を禁止するなど、必要十分な法による管理規制を設けるべきだと私は考えるが、いかがだろうか。

## 心の病は、脳の病か——外科手術で精神疾患を治せる？

病むのは、体だけではない。心も病む。

体の病への対処を次々と実現してきた近代医学の歴史のなかで、心の病、精神疾患への対処は、非常に遅れていた。二〇世紀なかばまで、かなり乱暴な行為が「治療」として行われていた。冷水を浴びせる、マラリアにかからせて発熱させる、などといった「ショック療法」が、有数の精神科病院で堂々と行われていた。

そうしたなか、患者の脳にメスを入れて精神疾患を治そうとする試みが、一九三〇年代後半から盛んに行われるようになった。これを「精神外科」という。『カッコーの巣の上で』などの映画や小説で取り上げられた悪名高いロボトミーは、その代表例である。精神外科にはほかにも様々な手術法があって、なかには、大脳前頭葉の一部をざっくり切り取ってしまうようなものもあった（ロベクトミーといい、日本でも行われた）。ロボトミーは、当時、ほかの手術法に比べ、脳内の神経繊維を断つだけの、より害の少ない手術法だとされ、一九五〇年代にかけて、日本も含め世界中で受け入れられた。ロボトミーの術式を初めて行ったポルトガルの医学者エガス・モニスは、一九四九年にノーベル生理学・医学賞を授与されている（モニスはこの手術法を「リューコトミー」と呼んでいた。ロボトミーはその改良型で、米国で名付けられ広められた）。

精神外科は、心の病は脳という臓器の機能の異常であるとの考えに基づく治療法である。当時、前頭葉と脳の深部を結ぶ神経回路が、人間の精神や行動の発現に重要な役割を果たすことがわかりはじめていた。精神疾患は、その神経回路が異常に働いている結果なので、切って働きを抑えれば治療効果があると考えられたのである。事実、症状がおさまって退院できた患者もいたことは否めない。だが当時の脳手術の質はよくなく、出血や感染のほか、人格鈍麻などの深刻な副作用も多かったので、安易にやり過ぎだと非難されることもあった。

一九五〇年代末、初めて向精神薬が開発され、薬物療法が普及していくなかで、精神外科は精神科医療の表舞台から退いていく。だが、脳に外科処置を加えて精神疾患を治そうという試みは、その後も続けられた。海外では、脳内のごく小さな標的部位を、細い管を差し込んで焼き切る方法（定位脳手術）が、強迫性障害やうつ病などの精神疾患を対象に、件数はごく少ないながら、現在も行われている。

しかし日本では、一九六〇年代末から七〇年代初めにかけて激しく行われた大学医学部闘争で、精神外科が過去の悪しき精神科医療の象徴として糾弾《きゅうだん》され、学会が否定決議を出すなどしたため、精神疾患に対する脳外科治療は一切行われなくなった。現在、海外では、焼き切らずに電極を入れて電気刺激するだけで治療効果を出す、脳深部刺激（ＤＢＳ）という方法が精神疾患に対して盛んに行われている。だが日本では、ＤＢＳの精神疾患への適応は受け入れられていない（以上、精神外科の過去と現在については、橳島次郎『精神を切る手術』岩波書店、二〇一二年参照）。

精神の難病に苦しむ患者のためになるなら、脳への外科手術もためらうべきではないだろうか。それとも、脳を手術しても心の病は治らないと考えるべきか。どちらも一理ある。それだけ、心と脳の関係は、まだわからないことが多い。

日本でも、ＤＢＳを専門とする脳神経外科医たちのなかには、自分たちの技術を精神科医療でも役立てたいと願い、実施を検討している人たちがいる。それに対し、精神科医の多くは、過去の経緯もあって、否定的な意見が大勢だ。

脳内に微小電極を埋め込むＤＢＳの手術は、頭蓋骨に小さな穴をあけ、細い管を差し込んでいくだけなので、脳の実質をほとんど損なうことなく行えると脳外科医は考える。開頭して脳の奥深くの腫瘍を取り除くような大手術に比べれば、わずかなリスクしかない軽微な手術だと思えるのだ。しかし精神科医にとっては、軽微だといわれても脳に手術をするというのは重大なことで、抵抗が強い。

さらに、そもそも精神の病が治るとはどういうことかについて、脳外科医と精神科医の間には、考え方に隔たりがある。脳外科医は、たとえば強迫性障害の患者が、一日中手を洗い続けていないといられない症状に苦しんでいることに対し、その症状（強迫観念に基づく強迫行動）を電気刺激で除去ないし緩和できれば、治療できたと考える。それに対しDBSの導入に反対する精神科医は、そうした症状が患者にとって持つ意味や理由を重くみて、手術で個々の症状を除去できればそれで病気が治ると単純には考えない。

こうした考え方の違いの背景には、精神疾患の原因を、脳の神経回路（の異常）のような生物学的基盤に求めるか、それとも患者の生い立ちや置かれた環境や人間関係（の歪み）に求めるかという問題がある。精神科医療は、その歴史を通じて常に、この両極の間で揺れ動いてきた。DBSをはじめとした現在の脳外科的治療の是非をめぐる議論にも、そうした精神科医療独特の事情が影響している。

だがそのような医師の側の業界事情とは関わりなく、薬物療法でも行動療法でも治らないで長い間苦しんでいる患者や家族は、ＤＢＳ手術を最後の希望として積極的に望む可能性がある。それに対し、日本では、そうした治療の選択肢があることを知らされないでいるのがほとんどだと思われる。はたしてそれでよいだろうか。何が患者にとってベストの選択か、患者とともに考え、決めていくのが望ましい医療だとすれば、精神科医も、脳手術を全否定するのではなく、ケースバイケースで可否を真剣に検討してもよいのではないだろうか。

精神疾患にＤＢＳを施す試みは、まだ二十年程度の歴史しかない、研究途上の医療技術だ。けっして万能の治療法ではない。脳に手をくだせば精神疾患は治せるのか、非常に悩ましいところだ。ＤＢＳのような新しい医療技術を前にして、私たちは、心の病にどう対処するか、あらためて問いかけてみる必要があるのではないだろうか。

# 第三章　世のため人のため……?——医学研究と私たちとの関わり

## 実験台になる——医療技術開発の当事者として

再生医療や遺伝子治療などの先端医療にかぎらず、どんな薬も手術法も、最初は研究段階で医療現場に現われる。人間で試して安全性と有効性を確かめることを臨床試験、臨床研究というが、要は人体実験である。それなくして医学・医療の進歩は望めない。

臨床試験の対象になるのは患者だけでなく、健康なボランティアも含まれる。たとえば新薬の臨床試験では、安全な投与量を確かめるために、患者で試す前に、まず健康な人を対象にした試験が行われる（第一相試験という。そこをクリアしてから、患者を対象に有効性を確かめる第二相、第三相試験に進む）。

あなたも、「治験に参加しませんか？」といったポスターや広告を、病院や新聞で見たことがあるのではないだろうか（「治験」は、医薬品や医療機器の市販承認審査で義務づけられた臨床試験を指す、日本独特の用語）。以前は、治験をはじめとした様々な臨床試験は、大学病院など限られた研究機関で行われるものだった。だが、いまでは町の医院も臨床試験に参加するようになった。いい結果を出すために、多くの患者を集める必要があるからだ。最先端医療だけでなく、普通の医療を受ける際にも、臨床試験、臨床研究に参加するよう求められる機会が増えている。

昔は、モルモットなどといって、一方的に医学者の実験材料扱いされるのがあたりまえだったが、いまは、研究対象者も臨床研究に参加する一員であり、医学の進展に関わる権利を持った主体として扱われるべきだ、という理念が掲げられるようになった。だからこそ私たちは、医学研究の対象になるとは、新しい医療技術の「実験台」になるとはどういうことか、あらためてきちんと知っておく必要がある。

臨床試験は、まだ人間で確かめられていない安全性と有効性を試すのが目的だから、必ずしも研究対象者個人の利益にはならず、有害事象や副作用などが起こるリスクを伴う。だから、対象者（被験者）の生命・健康と人権を守るために、様々な管理規制が敷かれる。

最も重要なのは、人間を対象にした実験研究は、事前に計画を第三者（倫理委員会）に提出して審査を受け、科学的・倫理的に妥当であると承認されなければ、行ってはならないというルールである。この審査のなかで、対象候補者への説明内容と同意の取り方もチェックを受ける。研究の目的、方法、予想される利益とリスク、有害事象が起こったときの対処などについてきちんと説明し、理解を得たうえで、研究対象になるかどうか、自由意思で決めてもらう。研究に同意しなくてもいかなる不利益も受けない。また同意はいつでも撤回できる。倫理委員会から承認を受けた内容と手続きで説明と理解を経たうえでの同意を得なければ、人間を研究対象にすることはできない。

以上が、現在国際標準となっている、人間を研究対象にする際に守られなければならないルールの基本である。こうしたルールがきちんと守られ、臨床研究に参加する私たちの生命・健康・人権が保護されるのを保障するためには、法令でルール遵守《じゅんしゅ》を義務づけるのが筋だ。欧米でもアジアでも、多くの国が対象者保護のための研究管理法令を設けている。だが日本では、臨床研究全体を管理する法令がない。法令による管理があるのは、医薬品や医療機器の開発研究、再生医療研究、製薬会社など企業の利益が絡む「特定臨床研究」など、一部のものに限られている。このどれにもあたらない臨床研究は、厚生労働省と文部科学省がつくる行政指針に従うとされているが、法的拘束力はなく、違反に対する罰則もない。つまり日本では多くの臨床研究において、ルール遵守は、基本的に、各研究実施機関の自主管理に任されている。

もちろん、臨床研究を行う各機関は、行政の指針に従い、国際標準のルールを守るよう管理を行っている。そうした管理を行う研究者や事務方の負担は相当なものだ。それだけ手間をかけるのは、研究対象になることに応じた者を守るために必要なことである。しかし他方で、事前の審査と承認を受けずに、あるいは対象者から適正な同意を取らずに、臨床研究を行ってしまう違反事例は少なからずある。それは日本だけでなく、臨床研究すべてをカバーする法令のあるほかの国でも起こることだ。

だからこそ私たちは、新しい医療技術の実験台になることについて、そのつど、ルールが適正に守られていることを納得できる機会を保障されなければならない。私たちは、医学の専門知識がなくても、わかるように説明を受ける権利を持っている。医学研究に参加する権利もあれば、断る権利もある。

誰しも、実験台になることには不安があるだろう。当然だ。新しい医療技術を生み出す利益とリスクをどう引き受けるか、私たち一人一人が当事者として考え決めていくことが求められている。これもまた、医療技術の進展がもたらす新しい悩みだといえる。

## もう少しくわしく——人間を実験台にするのは学問の自由?

医学研究・臨床試験の対象になる人の生命・健康・人権を守るために、人間を対象とするすべての実験研究を管理する法令が、米国やフランス、デンマークなどにはある。しかし日本にはない。なぜなのだろうか。

いや、二〇一七年に制定された「臨床研究法」があるではないか、と反論する人もいるかもしれない。だがこの法律は、ある製薬会社が自社製の医薬品の効果を宣伝するために、その医薬品の臨床試験に資金提供をし、実験結果のデータを不正に操作した事件が起こったことに対し、そうした不祥事の再発を防ぐためにつくられた法律である。そのためこの法律による規制の対象は、製薬会社などの資金提供を受けて行われる、その会社の医薬品等の研究と、未承認・適応外の医薬品等の研究（「特定臨床研究」）に限られる。つまりこの法律の対象となるのは、人間を対象とする実験研究のうちの、ごくわずかなものでしかないのだ。

日本には、市販を目指す新規の医薬品・医療機器等を試す「治験」と、再生医療の臨床研究については、管理する法令がある。だが、そのどちらにもあてはまらない多くの臨床研究については、厚生労働省の指針（告示）があるだけだ。そこに「特定臨床研究」だけを規制する法令が加わって、日本の人間を対象とした実験研究の管理は、よその国には見られないパッチワーク化を、さらに深めてしまった。

私は長年、有志の仲間とともに、実験研究の対象になるすべての人の生命・健康・人権を保護するための包括的な立法の必要を、法律の具体案を示して訴える活動を続けてきた。しかしそうした提案には、管理規制を受ける立場の医学者からだけでなく、立法に関わる法制官僚からも強い反対意見が出され、いつも却下される。その反対意見では、日本国憲法が学問の自由を保障していることが論拠として持ち出される。人間を対象とする実験研究のすべてを規制する法律は、憲法が認める学問の自由を国が制限することになるので、つくることはできないというのだ。

だが私はこの反対論に、二つの点で疑問を抱く。少し理屈っぽくなるが、だいじなことなので、しばしおつきあい願いたい。

第一に、憲法が基本的人権として保障する様々な自由は、ほかの自由・人権とぶつかる場合、一定の制約を受ける。学問の自由の行使が、ほかの人権と衝突するなら、それを制約する立法は当然ありうる。人間を実験研究の対象にすることは、本来不可侵である人間の心身への介入にあたり、それ自体が潜在的に人権侵害になりうる。だから、実験研究が適正に行われ正当行為と認められるために必要なルールと手続きを定めることは、憲法が認める学問の自由と対象者の人権保護を両立させるために必要な調整だと考えられる。現に米国、ヨーロッパ連合諸国や韓国など多くの国ではそうした法令を整備している。学問の自由が保障されているということだけで、人間を対象とする実験研究全般を管理する立法を否定することはできないはずだ。

第二に、患者を実験対象にする臨床医学研究は、憲法がいう「学問」なのだろうか。

学問とは、知りたいから知るという人間の本質に根ざす行為だ。その知るという行為は、時々の政権の意向に妨げられてはならない基本的人権である。それが、憲法が学問の自由を保障する理由である。

学問として、あることを知るためには人間を実験対象にするしかない、という選択は許容される余地がある。もちろん、人間でもほかの生き物でも、何をしてもいいということにはならない。たとえば遺伝子組換えがそうであったように、専門の研究者たちが自ら率先して、社会の信頼を得られるよう、生命を対象にする実験研究が一定の規律の下で安全に行われるよう努めてきた。国もそうした規律を追認し、法令に組み入れるなどの対応をとってきた。

だが医学の場合はどうだろうか。生命の科学の実験研究の自由は、知るために知るという自律的な行為である学問としてのものである。それに対し医学は、そうした自己完結的な学問研究とは異なり、患者のため、病気や傷害が人間にもたらす苦を取り除くためという目的ないし使命を、あらかじめ課せられている。その意味で医学は、科学のように自己完結していてはいけない営みなのだ。そこを外して、知るために知る学問として自由にやりたいというなら、それは医学ではなく、ヒトの生物学というべきである。学問の自由を主張するなら、医学である、医療のためであるという大義名分は、捨てなければならない。

医学として行われる臨床研究は、学問というより、患者のため・病気を治すためという目的を設定された技術開発だと考えたほうがいい。技術開発には、学問研究とは別の従うべき倫理（技術倫理）があり、安全性と有効性を保障するために、立法などを通じてその実施には当然制約が課される。たとえば新規の自動車の製造・試験走行と同じだ。人間の生命と健康に関わる技術開発である臨床医学研究の安全性と有効性・倫理的妥当性を保障するための法的管理に反対するのに、憲法の学問の自由を持ち出すのは、お門違いだ。私はそう考えるが、いかがだろうか（以上の点についてくわしくは、橳島次郎『生命科学の欲望と倫理』青土社、二〇一五年参照）。

もしあなたが臨床研究の対象になるよう求められたら、その研究がどの法令の下で行われるのか、法令の管理を受けないならどんな指針に従って行われるのか、その法令または指針の下で研究対象となる自分の安全と人権は、誰が責任を持ってどのように守られるのか、きちんと説明を受けてほしい。そのうえで、納得できれば実験台になることに応じ、納得できなければ応じないと決めてほしい。それは学問の自由以上に守られなければいけない、あなたの自由と権利なのだから。

## 個人情報の利用と人工知能——どこまでゆだねてよいか

臨床研究の対象になるのは、生身の体だけではない。個人情報も研究対象になる。病歴や生活習慣などとCT画像や遺伝子などの情報をつき合わせて、よりよい診断や治療法の選択をできるようにしようというのである。

個人医療情報を対象にした研究は昔から行われてきたが、いまでは情報技術の発達により、集められ利用される情報の量が飛躍的に増えた。そうした研究において、個人情報の保護とビッグデータの活用を、どう両立させるか。IT技術は医療でも、新しい悩みを生み出す。

さらにそこに人工知能の応用が加わる。たとえば、多くの乳がんの画像情報からパターン学習した人工知能プログラムをマンモグラフィに組み込んで、医師が腫瘍を見逃さないよう支援する機器が日本で市販承認されている。同じように、脳血管のMRI画像から、動脈瘤の疑いのある箇所の検出を支援する人工知能プログラム機器も承認されている。これらの機器の開発において、多量の個人医療情報が研究対象になっている。

そうした研究をさらに進めて、あらゆるデータバンクから匿名加工された医療情報を膨大な数集めて解析し、それに基づいて診断や治療法の選択を行える人工知能の開発研究が進められている。この人工知能は、いちいち人間の指示がなくても、与えられた目標に基づき、自律的に情報を集め学習し、判断をくだす能力を備えつつある。診断や治療の判断の主体が、医師から人工知能プログラム機器に移っていくことが想定されているのである。

こうした研究で利用の対象になるのは、医療機関で受診した記録だけでなく、健康診断やスマホの健康アプリなどから送られる情報も含まれる。それらの個人医療情報の収集と解析に、人間が関与せず、人工知能がすべてを行うことも可能になる。

このような方向で個人情報を利用する研究が進み、現場での応用が始まると、考えなければならない問題が二つある。一つは、診断と治療方針の選択という医療の基本を、どこまで機械の手にゆだねてよいかという問題。もう一つは、自分の医療情報を、どこまでそうした利用に提供してよいかという問題である。

はじめの問題に対しては、人工知能による医療情報の収集・解析と判断の決定には必ず人間が関与すること、という倫理原則が提唱されている。また、人工知能がどのように、どうして特定の判断をくだしたのかを、人間が常に理解できるようにすることも求められている。人工知能が関与する医療のブラックボックス化を防ぐためである。医師は、使われる人工知能の働き方を理解したうえで、なぜそうした診断や治療法が選ばれたのか、患者に説明できるようにする責任を持たないといけない。

受診する側は、まず、これから自分が受ける医療に人工知能が使われることがあるのか、前もって知らされなければならない。そして人工知能が使われるなら、どのような個人情報を、どのような目的で人工知能にゆだねるのか、診断や治療の選択はどのように行われるのかについて、医師から説明を受ける権利を保障されなければならない。そのうえで、自分が受ける医療に人工知能が関与することについて、同意するかどうか決めなければいけない。現状では、人工知能を用いる医療は、臨床研究の一種として扱われるべきだろう。自動運転の自動車に試乗する実証実験に参加するようなものだからだ。

人工知能の活用は、個々の医療現場などから集められる（匿名化された）個人医療情報にアクセスする権限を、人工知能に与えることになる。だが対象となる人の数は膨大なものになるので、個人情報へのそうしたアクセスについて、対象者一人一人から個々に同意を取るのは実際的でない場合も考えられる。そこで、あらかじめ人工知能の利用について医療を受ける人たちに情報提供をし、説明の機会を保障したうえで、個々に同意してもらうのではなく、いやなら申し出てくださいと、拒否の機会を設けるというやり方が推奨されている。また、判断能力が十分でないなど弱い立場にある人たち（高齢で認知症のある人、知的・精神的障害のある人、幼い子

ども など）については、あらかじめ保護者を決めて、その人が本人のために代わりに判断するというやり方になるだろう。

二番目の、個人医療情報をどこまで、どのような利用にゆだねてよいかという問題については、すでに病院や医院で、受診した患者の医療情報をどのような目的で使うか列挙し、そのなかで使われたくないことがあれば申し出てください、と書いた掲示やリーフレットを出しておくという対応が行われている。そこに今後は、保健や医療の目的だけでなく、「研究目的での利用、提供」が入ってくることもあるだろう。「医療現場における人工知能の活用についての実証研究」などという利用例が出てくることが考えられる。

だから私たちは、医者にかかる日常の場面で、自分の医療情報がどのように利用されるのか、それにはどのような利益とリスクがあるのか、必要なら説明を求め、きちんと知ったうえで、どうするか決めなくてはならない。

あなたは、自分が受ける医療に、膨大に集められた個人情報を学習した人工知能が関わることを、どう思うだろうか。喜んで受け入れる？　何かわからないが抵抗がある？　補助的に使われるだけならいいが、将来人間のお医者さんがいなくなってしまうのではいやだと思う？　いや、むしろ正確な機械のほうが人間より頼りになると思えるだろうか。

## もう少しくわしく——人工知能を使うと何が心配か

人工知能が個人情報を駆使して医療に関わるようになると、どのようなリスクがあるのか、それに対してどのような配慮が必要なのか、もう少しくわしくみてみよう。

人工知能が発達し続けると、予想されるリスクとして、よくいわれるのは、いまは人間がやっているいろいろな作業を、人工知能がずっと上手にこなすようになって、人間から職を奪うのではないか、という危惧だ。さらに、高度に自律した情報処理と判断決定の能力を人工知能に与えると、人間が守りたい権利や尊厳に反する、人間が持つ価値観とは異なる判断が重なって、結果として人間の安全・安心を脅かすようになるのではないかとの危惧もある。

　そこで、人工知能が人間の安全と権利や尊厳を侵す決定をしないように、設計段階から人間の価値観を学習させて運用することが求められている。その際に大きな問題になるのが、「アルゴリズムのバイアス」である。人工知能に学習させるプロセスに、それを設計する研究者・技術者あるいは社会全般が持っている、特定集団などへの偏見を含む偏った価値観が反映されると、その学習から導き出される判断や決定に悪影響を与えることになる。医療の分野でいえば、たとえば、認知症を伴う後期高齢者や障害者、外国人などを対象にした診療の困難さばかり強調したデータを学習させると、そうした特定のグループに対し必要な医療を行う判断が導かれなくなる恐れがある。偏りのない学習をさせ、そうした事態が起こる可能性を防ぐことを、人工知能を開発する研究者・技術者は求められている。

　だが、そのようにして人間の価値観を備えた人工知能がつくれたとしても、そもそも人工知能にそうした価値判断をさせてよいのか、という問題は残る。これは医療などの現場で、人工知能を何らかの決定に用いる際の、責任のあり方につながる課題である。

人工知能が医療上の判断（診断や治療方針の決定）に関与した場合、その判断の結果、健康被害などが起こってしまったら、誰が責任を負うのだろうか。悪いのは医師か、人工知能か？

この点について検討した報告書をフランス議会の特命委員会が二〇一九年に出している。それによると、医師は、自らの側に過失があったことについてのみ、損害賠償などの法的責任を負う。用いられた人工知能のプログラムなどに欠陥があれば、設計者や製造者の責任が問われる。つまり、人工知能を医療において使うのは、ほかの医療用具を使うのと同じで、使う側の医師の責任と、用具を設計・製造・販売した側の責任を分けて考えればいい。

また、同報告書は、人工知能が推奨した判断に医師が従わなかったことで有害な結果が起こった場合は、たとえ人工知能の判断が正しかったとしても、それに従わなかったという事実だけで、医師に過失責任を負わせることはできないとしている。これは、医師という高度の専門職に与えられた自律と裁量の権利を守るためだという。

現状では、人工知能は医療の現場で判断をすべて任せられるような自律性も信頼性も備えていない。あくまで医師の判断を補助する道具（要はレントゲン写真や血液検査などと同じ）にすぎない。しかもまだ試験研究段階の新しい技術だ。人工知能を用いる医療は、いま実証研究の途上にある。それもまた臨床研究の一種である。

その臨床研究が重ねられた結果、安全性と有効性が認められれば、医療用人工知能プログラムが、現場で日常的に私たちを迎える日が来る。そのときでも、人工知能は医療用具の一つであるという位置付けを、変えるべきではないだろう。道具に欠陥があれば製造・販売者の責任、道具の使い方にまちがいがあれば使った医師の責任になる。つまり、人工知能を用いてくだされた判断に対する責任は、いずれにせよ人間の側が負わなければならない、ということである。

それならば、安心して人工知能を使った医療を進めてもよいと、考えていいだろうか。あなたは、自分が人工知能を用いる医療の臨床研究の対象になることに、進んで同意しようと思えるだろうか。ここまで書いてきたことは、それを考える材料にしてもらえればよい。

## 動物に負わせる苦――動物実験と動物保護

薬でも新しい手術法でも、再生医療でも遺伝子治療でも、人間で試す臨床試験をする前に、ほかの動物で実験して、安全性と有効性を調べておかなければならない。そこでふるいにかけられてパスした医療技術だけが、人間を対象にした臨床試験に進める。

動物実験は、医療応用を目指す研究だけでなく、生命現象や病理を明らかにする基礎研究でも行われる。日本で一年間に使われる実験動物のおよその数は、マウス（ハツカネズミ）が最も多く三二〇万匹、次いでラット（大型のネズミ）九〇万匹、モルモット六万九千匹、ウサギ四万五千匹、イヌ五千頭、サルとブタが各々三千頭に及ぶ（二〇一六年度の販売供給実績アンケート調査、日本実験動物協会による）。

動物実験は、たとえば脊髄に損傷を加えたり、糖尿病などの病気にかからせたり、重要な役割を果たす遺伝子を働かなくさせたりして実験し、終了後は殺処分して解剖したりと、人間にはできない酷なことをする。だから動物保護の観点から、動物実験には厳しい目が向けられ、多くの規制が課される。

実験者は、最も基本的な規範として、できるだけ動物を使わない実験を選ぶ（代替）、使う動物の数は必要最小限とする（減数）、実験動物に与える苦痛は最小限のものとし、殺処分は苦痛のない方法とする（洗練）、という三つの倫理原則を守らなければならない（代替 Replacement、減数 Reduction、洗練 Refinement の英語の頭文字をとって、「三つのR」と呼ばれる）。事前に実験計画を提出して、倫理原則を守っていると認められたものしか実施できないことになっている。

海外では多くの国で、この基本的な倫理原則の遵守が、動物保護に関する法律で義務づけられている。だが日本では、「動物の愛護及び管理に関する法律」で、できるかぎり守るとしかされていない。またやはり海外では、動物実験を行う機関と研究者は公的な免許を取るよう義務づけられている国が多いが、日本ではそうした縛《しば》りはない。公的な管理規制はなく、実験実施機関による自主管理しか行われていない。

さらにいえば、動物を使わない代替実験法の開発が海外では積極的に進められているが、日本では取り組みが遅れている。動物保護の観点からの実験抑制よりも、医学・医療の発展のために動物実験は欠かせないとの研究者側の主張のほうが優勢だ。

このように、動物実験の公的規制は海外とくに欧州諸国では非常に厳しい。それに比べると日本の規制は、なきに等しいといわざるをえない。その背景には動物保護運動の活発さと、それを支持する世論の厳しさの差がある。日本ではイヌやネコなど愛玩動物の保護は最近ようやく進められるようになったが、実験動物に関しては無関心なのが大勢だ。

私たちが高度な医療を受けられるのは、動物実験の支えがあってのことである。人間のために動物をどこまで犠牲にしてよいか。私たちは、多くの実験動物に負わせている苦痛に、もっと思いをいたさなければならない。

## もう少しくわしく――日本ではなぜ動物実験の管理規制が緩いのか

もちろん海外でも、生命科学・医学研究において動物実験が重要な役割を果たしていることは認められている。一方、動物保護は、動物の虐待は罪であり、やめさせなければならないという考え方を基本にしている。動物実験は、見た目には虐待としかいいようがない。では、相容れないように思える動物保護と動物実験は、どのように両立できるのだろうか。

西洋近代の動物保護の歴史は、動物虐待を罪とする法律がつくられていくことで進んでいった。その先駆けとなったのは十九世紀の英国で、動物保護法を発展させていくなかで、医学研究の進展に配慮し、適正に行われる動物実験は虐待ではない、として実施の余地を与える法理がつくられた。そこで動物実験の適正さを示す基準として、いま国際標準になっているのが、代替、減数、洗練という「三つのR」倫理原則である。動物実験は、本来虐待なので、その罪を免れ正当行為と認められるために、適正に行われていることを示さなければならない。適正だと示せなければ、罰せられる。フランスは刑法で、「違法動物実験罪」を定めている（科される刑罰は最高禁錮二年。ちなみに違法人体実験罪もあって、そちらは最高禁錮三年）。

それに対し、日本は、明治維新でヨーロッパの近代法を輸入した際、動物虐待罪というのがどうしてあるのか、よく理解されなかったらしい。そこで一八八〇年につくられた最初の刑法では、財産としての家畜の殺害を罪とする規定だけが設けられた。その後、一九〇七年につくられた現行の刑法では、動物傷害罪という規定が設けられたが、あくまで他人の財産に対する罪(器物損壊)の一項だった。この刑法の規定では、自分の財産であれば、家畜でもペットでも、虐待しても罪には問われない。

動物保護を目的とする法律がつくられたのは、やっと一九七三年になってからだった(「動物の保護及び管理に関する法律」)。それも、国内での動物保護の高まりのためではなく、ほかの先進諸国から、日本には動物保護の法律がないと批判されたために立法が行われたといわれている。これで初めて日本でも、動物虐待を罪とする法規定ができた。これは財産に対する罪ではないので、自分のペットでも虐待すれば罰せられる。しかしヨーロッパの厳しい法規定と違い、日本では動物虐待罪に科されたのは罰金だけで法定の刑罰が軽く、長い間、この法律はほとんど適用されることがなく、あってなきがごとしのザル法だとみられていた。

それがようやく一九九〇年代になって、海外からの批判だけでなく、目に余る動物殺傷事件が増えたことで、動物保護への関心が上向きになり、一九九九年、動物の保護及び管理に関する法律が改正され、「動物の愛護及び管理に関する法律」となった（「動愛法」と略称する）。この改正で、動物殺傷罪に懲役刑が科されるなど、愛玩動物の保護は欧米並みに近づくことになった。だが実験動物は、対象外とされていた（以上のヨーロッパと日本の動物保護法の歴史については、青木人志『動物の比較法文化』有斐閣、二〇〇二年参照）。

こうして二一世紀に入っても、実験動物の保護と動物実験の管理規制の厳しさは、西洋諸国と日本の間で非常に大きい落差がある状態が続いた。これにはさすがに内外から批判が向けられ、二〇〇五年、動愛法が改正されて、動物を実験研究に供する際には、できるかぎり三つのRを守る、という規定が設けられた。だがこれはいわば「努力義務規定」のようなもので、守らなくても罰則は科されない。動物実験を行う際の倫理原則と実験計画の審査については、文部科学省や厚生労働省などによる指針がつくられたが、法的拘束力のある規定ではない。

このように、日本の動物保護に関する法律は、西洋諸国と比べると、非常に短く浅い歴史しかない。だから日本では動物虐待全般を取り締まることに関心が薄く、動物実験について公的な管理規制はないに等しい状態が続いているのだと考えられる。日本人の多くは、イヌやネコなど愛玩動物の保護にはようやく意識を高め始めたが、実験動物は関心の外にある。

しかし、変化の兆しもある。二〇一三年から、化粧品の開発研究において動物実験を禁止するヨーロッパ連合の規制に合わせ、日本の大手化粧品会社などが、自社の開発研究で動物実験を廃止する動きが進んだ。日本で展開している外資系の化粧品店などから発せられた、動物実験に対し厳しい目を向ける動きは、若い女性たちを中心に、少しずつ広がりをみせているようだ。

化粧品開発と違い、医学研究では動物実験を全廃するということにはならないだろう。だが、人間の医療のために動物を犠牲にすることへの批判は、日本でもこれから徐々に高まっていくのではないだろうか。動物を使わない代替実験法の開発が、避けて通れない重要な課題になるだろう。

あなたは、新しい医療技術の開発のために、どれだけほかの動物を犠牲にしてよいと思えるだろうか。動物を殺さず、実験するならいきなり人間で試せばいいと思うだろうか。それとも、動物実験も人体実験もやめて、いまある医療だけで生きていくべきだと思うだろうか。これも、生老病死に関わる新たな悩みの一つである。

## 生命を人の手で創る？——合成生物学の問いかけ

二〇一六年三月、人工的にデザインしたゲノム（生物のＤＮＡの総体）から、自然界にはない細菌を生み出すことに成功したと米国の研究グループが発表し、新たな生命体が人の手で創られたと話題になった。

そのように、生命体またはその一部をつくることを目指す研究分野を合成生物学といい、二〇〇〇年代から盛んに行われるようになった。膜や核酸などの部品を化学合成し組み立てて、人工の細胞をつくろうとする方法もあれば、遺伝子工学技術を使ってゲノムを合成し、そこから生命体を生み出そうとするやり方もある。

合成生物学は、燃料を生成する、二酸化炭素を吸収する、といった有用な働きをする微生物を生み出そうとする研究が多い。しかしそれだけではなく、生命体をつくってみることで生命現象をよりよく理解しようという、純粋に科学目的の研究もある。

人の手で新たな生命体を創ることには、もちろん大きな懸念や批判も寄せられる。研究の進展と並行して、ヨーロッパ連合、米国、フランスなどで、合成生物学の倫理問題について検討した報告書が出された。ただそこで指摘された問題は、安全性、環境や次世代への影響、生命体を特許の対象としてよいかといったことが主で、そもそも人間が生命を創り出してよいかという根本的な問いは、あまり正面から取り上げられていない。

人の手で生命体を創ることは、自然の摂理に反する許されない行為だろうか。

これまで人間は、人為的な交配を重ねる品種改良によって、自然界にはない動植物をたくさん生み出してきた。遺伝子組換えなどの生命工学が発展した現在、何が自然で何が人工かの線引きは難しくなっている。ゲノム編集が実用化されて、新種の生物の作製にはさらに拍車がかかるだろう。それもすべて許されないと考えるべきだろうか。

合成生物学の研究は、現状ではまだ、細胞一個または単細胞生物である細菌をつくることができるかどうかという段階なので、あまり心配することはないかもしれない。だが将来、もし多細胞生物の合成にまで研究が進んだら、私たちはそれを受け入れられるだろうか。有用な生命体を生み出すためなら、微生物でも動植物でもどんどんつくっていいだろうか。生命の仕組みが知りたいという科学目的だけでは、だめだろうか。同じ多細胞生物でも、キノコなどの菌類、あるいは植物までならいいだろうか。では動物は？　クラゲやウニくらいまでならつくってもいい？　昆虫は？　カエルやトカゲは？　鳥や哺乳類は？……。

合成生物学という新しい研究分野の登場は、生命を操る研究をどこまで受け入れてよいかという問題を、あらためて私たちに考えさせてくれる。これもまた、私たちの生をめぐる新たな問いかけの一つなのである。

## もう少しくわしく――生命を操る研究を誰がしてよいか

何をどこまで人の手で創っていいかという問いと同じくらいだいじなのが、誰がそういう生命合成の研究をしてよいかという問題である。

二〇世紀後半以降、科学研究は、政府と大学や企業が連携し、巨費を投じて多くの人材を組織し行う、ビッグプロジェクトとなった。一九七〇年代に本格的に展開し始めた生命科学でも、そうしたビッグプロジェクトとして、ヒトゲノム計画のような基礎研究や、ゲノム医療やiPS細胞を用いた創薬などの開発研究が進められてきた。

だがその一方で、遺伝子組換えやゲノム編集など研究に必要な基盤技術のコストは下がり、指導さえ受ければ高校生くらいでも、比較的簡単な設備とキットを使って、遺伝子改変のような生命操作ができる時代になった。

そして実際に、一般人に開かれた生命科学研究の場が生まれてきている。大学や企業などの正規の研究機関ではないところでも、誰もが生物学・生命科学の研究をできるようにしようという活動が、「DIYバイオ」という名の下で、二〇〇〇年代に米国などで始められた。自宅のガレージやキッチンで、あるいはコミュニティ・スペースなどに、誰でも参加できる開かれた研究室をつくり、専門家の指導を受けながら生物の研究ができる機会を提供する活動が盛んに行われるようになった。DIYバイオでは、遺伝子組換えをして、特定の刺激を加えると色が変わったり、良いにおいを出したりする細胞をつくるといった、自然界にはない生命体を生み出す研究も行われている。

DIYバイオは、やがて「バイオハッカー」ともいうようになり、IT分野のオープンソースの理念（コンピューターのプログラミングソフトを一般に公開し、誰でも自由に使えるようにすること）とも共鳴しながら、広がっていった。こうした、必ずしも正規の資格や所属を持たない人々によるバイオ研究は、科学の裾野《すその》を広げる利点があり、これまでにない成果を生み出すことも期待される。だが反面、バイオハザードのリスクを高める恐れや、医療への応用に進んで自己流治療が横行すれば健康被害の拡大をもたらす恐れも懸念される。

事実、DIYバイオ～バイオハッカーの流れのなかから、米国で、人間の細胞の遺伝子操作キットを提供する事業者が現われた。彼らは、企業が開発する高価な先端医療に頼らずに、一般人が、安価に自分の遺伝子を操作して病気を治すのを手助けすることを目標に掲げ、自己流につくった遺伝子改変薬を注射する様子を動画に撮ってウェブ媒体に流すなど、世間の耳目を引く活動をするようになった。二〇一七年には、あるバイオハッカー・ベンチャーが支援するＨＩＶ感染者が、未確立の遺伝子組換え試験薬を自分に注射する動画が流され、その人の症状がその後悪化するなどしたため、専門家から批判され、規制当局が警告の声明を出すなど、物議をかもした。さらに二〇一八年には、このベンチャー企業の代表が、独自につくったというヘルペスウイルス・ワクチンを自己注射してみせた二ヶ月半後に突然死する事件が起こり、関係者の間に動揺が広がった（その後の捜査で、死亡は偶発的なもので、自己流ワクチンとの因果関係はないとされたようだが）。

こうしていまや生命を操る研究は、官民の正規機関に属する専門研究者だけでなく、その外の市井の人々にも担い手の裾野を広げていく、大きな岐路にさしかかっている。そうした展開は、科学研究を巨大組織の独占から解放し民主化していく利点がある一方で、バイオハザードなど素人が管理しきれないリスクを社会にもたらす恐れもある。

私たちは誰もが、専門の研究者でなくても、生命を操作して研究を行う自由や権利を持っているだろうか。持っている、と主張し、その自由と権利の行使を支援しようとする人たちが、バイオハッカーのなかにはいる。あなたは、生命を扱う研究をする権利を行使したいと思うだろうか。身の回りで、「私は素人だけど生命を操作する研究をやりたい」という人がいたら、どう思うだろうか。

現実に生まれつつある、そうした「市民生命科学者」の活動には、大学や企業の機関に所属する研究者を想定した既存の法令による管理規制は及ばない。市井の人々による生命を操る研究は、誰が責任を持って管理すべきだろうか。当の素人研究者たちが自主的に、常に専門家の指導と助言を受けられるつながりをつくって、できるかぎり安全に研究を行うようにしていればいいだろうか。それとも、専門研究者に対するものと同じような、法令による公的な管理と規制が必要だろうか。これもまた、生命操作技術の進展がもたらした、科学と社会の関係についての、新しい悩みである。

## 生命操作と軍事・テロ——非人道的利用をどう防ぐか

誰もが生命を操る研究をできるようにしようという活動が進むと、もう一つ懸念されることがある。生命操作技術が、テロリストなど悪用を図る者や組織の手に渡るリスクを高める恐れがあるという問題だ。

二〇一六年二月、米国の情報機関が毎年議会に出す報告書で、新興の遺伝子操作技術であるゲノム編集が大量破壊兵器の一つとされ、関係者にショックを与えた。ゲノム編集は、有害な生物製剤や製品を生み出すリスクを高めており、誤用されると国家の安全保障に深刻な脅威を与えうるというのである。この報告書では具体的な例は出していないが、おそらく、自然界にない強毒性のウイルスや細菌をつくり出すようなことが想定されたのだろう。

ゲノム編集にかぎらず、科学・技術の研究・開発の成果は、民生だけでなく軍事目的でも利用されうる。これを軍民両用（デュアルユース）問題という。

軍民両用のいちばんわかりやすい深刻な例は原子力だが、そこに近年、生命を操作する科学研究・技術開発が加わった。生物兵器に利用される可能性が高いからだ。先の米国の情報機関の報告書は、その後二〇一七年以降は、ゲノム編集を大量破壊兵器と名指しするのをやめた。だが、それを含む生命工学全般を、軍事に転用されると破壊的になりうる技術だとしている。

生命を操作する研究を行う科学者は、研究の成果がどのように利用されるかについて、どこまで責任を負うべきだろうか。自分たちが想定していない軍事やテロの目的で使われることにまで、責任を持つことはできないという意見は当然ある。だが、軍民両用問題をまったく考慮せずに研究を進めるのは、倫理上許されないという認識もできてきた。

日本では二〇一七年三月に、学術会議が、大学などが軍事関連研究を行うことを全否定せず、そうした研究を行う場合は、その適正さを審査する制度を設けるよう求める声明を出した。背景には、防衛省が軍民両用研究に対する助成を年々増額し、それを受ける大学が増えていることがある。いまはその対象はレーザー無線や超高速飛翔体などの工学系研究だが、今後は生命科学・医学系の研究者も、軍民両用問題に真剣に向き合わなければならなくなるだろう。米国では国防省の機関が、ゲノム編集や脳科学などに多額の研究助成金を出している。

さらにいえば、軍事関連研究でも、人間を対象にした実験研究が行われる。たとえば薬物や埋め込み機器を使うなどして兵士の身体能力や認知能力を増強させる研究、生物化学兵器に対する防疫や治療技術の臨床研究などが考えられる。人間を対象にした実験研究において守られるべき倫理とルールをこの章の最初でみたが、それは民生分野での研究を想定したものだ。軍事関連研究として行われる人間を対象にした実験研究は、民生分野とは異なる倫理とルールでやることが認められるだろうか。たとえば、兵士には、一般人で認められる限度を超えた、高いリスクを伴う実験を行うことが許されるだろうか。

日本でも進む軍民両用研究の動きに対し、大学の研究者は軍事関連研究に一切関わるべきでないという意見もある。軍事関連研究は自主性や公開性が制約され、学術研究の本来の姿と対立するので、認めるべきでないというのだ。

だが、研究の自主性や公開性は、民間企業から大学の研究者が受ける助成でも制約される場合がある。それに大学の先生がやらなくても、企業などほかのどこかで軍民両用研究は行われるのだから、その管理のあり方は、社会全体で考える必要がある。軍事関連研究を、国防関係の省庁とその契約企業だけに閉じ込めてしまうほうが、危険である。

そもそも、科学研究を顕彰するノーベル賞の元になった発明であるダイナマイトは、軍民両用の一大例だ。問題にすべきなのは、軍事利用されるかどうかではなく、非人道的な悪用をどう防ぐかである。そのために科学者と私たち一般市民は、それぞれどういう役割を果たせるのかを、考える必要がある。

国の研究助成費は、私たちが納める税金だ。だから私たちはみな、その成果がどう利用されるか見守り、意見をいう権利がある。日々報道される生命科学や医学の成果に、軍民両用問題という視点からも、ぜひ関心を寄せていただきたい。

# 第四章　老と死とその先——人生の終わりと送り

## 老いは病か、老化防止は医療か

「人生一〇〇年時代」といわれるようになった。だがもちろん、誰もがみな一〇〇歳まで生きられるようになったわけではない。高度医療を総動員すれば、一〇〇歳まで生きられる人が、いまよりずっと多くなる日も遠くないかもしれない、というくらいの話だと受けとめるべきだろう。

古来「神仙の道」ともいわれた不老長寿の探究は、現代では宗教ではなく、生命科学・医学に託されている。たとえば、老化の生物学的プロセスを解明することから、老化の進行を抑える方法の研究が行われている。巨大IT企業のグーグルが出資するベンチャー企業のなかには、抗老化薬の開発研究をしているところがあるという。国内の例では、製薬企業がスポンサーになって、広島大学で二〇一七年から一九年にかけて健常ボランティアを対象に安全性試験が行われた、老化抑制物質の開発研究がある（「ニコチンアミドモノヌクレオチドの長期摂取による影響の評価」）。

ただ、これは医薬品ではなくサプリメントとして販売されるものなので、老化防止は健康法であって医療ではない、ということもできる。

　工学技術を駆使して、老いて衰えていく身体機能を補完・強化する機器の開発と利用も進んでいる。足腰の代わりになる装着型のボディスーツが有名だが、義手、義腕や義脚を電子回路で脳の運動信号を出す神経回路とつなぎ、よりスムーズに細かい動きができるようにする身体機器の開発も進んでいる。また同じく脳科学の分野では、運動や認知を司る脳の働きを、薬物や埋め込み電極などを使って強化しようとする研究もある。

　いまは装着型、外装型のこうした機器が、将来は、生きた体を完全に機械に置き換えるタイプに進んでいくことも考えられる。人工股関節がその実例で、四肢では実現可能だろう。内臓は、ほとんどの臓器は機械で代替する見通しがなく、再生医療に期待するしかないが、心臓は、長期の使用に耐える完全埋め込み型の人工心臓が実用化されようとしている。いまは重症の心臓病の人が対象だが、将来は老化で心機能が衰えた高齢者も対象になるかもしれない。人間と機械の融合を図るサイボーグ技術は、高齢者の生活改善にも応用できるのだ。まさにそうした方向で人間の能力を向上・拡張させ、老化のような自然の制約から解放された社会を二〇五〇年までに実現することを目標として掲げた開発研究プログラムを、日本政府が内閣府主導で進めようとしている（ムーンショット型研究開発、分科会1）。

このように、製薬も含めた生命工学、機械工学などを総動員して、老化で衰えた心身の機能を補完、回復、強化する試みは、医療といえるだろうか。老化防止は誰もが望むことだろうが、医療は、病を治すことを使命とする。では、老いは病だろうか。たしかに、老化は様々な心身の不具合をもたらし、それらが疾病や障害につながるが、老化自体は、生き物としての正常な加齢現象である。病理ではなく生理である。それを抑えようとするのは、治療ではなく、ボディビルディングのように体を鍛えることと同じで、医療とはいえないのではないだろうか。

生命倫理では、高度な医療技術をどこまで進めてよいか判断する際に、治療か強化・向上か、という基準を用いて議論してきた。第二章で遺伝子治療を取り上げた際にみたように、成長ホルモンの遺伝子を小人症の患者に投与するのは治療だからよいが、同じ遺伝子を健常者の身長を伸ばすために投与するのは強化・向上なので認めない、という線引きをするのである。

　この基準を老化防止にあてはめれば、それは治療ではなく強化・向上だ、ということもできる。だから、遺伝子治療や再生医療などの先端医療技術を、老化防止のためだけに行うのは認めない、という判断もありうる。とくに先端医療や工学技術を用いた老化防止は、当面とても高価なものになるだろうから、それをすべて公的医療保険で負担できるかという問題もある。もし保険の対象にならないとすれば、老化防止の高度技術の恩恵にあずかれるのは、費用を経済的に負担できる富裕層だけという不平等、不公平が生じる恐れもある。

　実際すでに、日本で認可されている再生医療のなかには、シワのばしやシミ抜き、つまり皮膚の老化防止＝若返りのための施術を、自由診療で行っているものもある。二〇一九年九月には、京都大学iPS細胞研究所が、ディオール・ブランドの化粧品の開発研究を行っているグループの研究所と共同研究を始めると発表した。iPS細胞を使って肌の老化のメカニズムなどを調べるのが目的だというのだが、化粧品会社がやるのだから、それは医療ではなく、美容の研究だろう。

不老長寿は、人類の長年の夢である。その夢の実現のために、高度技術の開発と利用をどんどん進めるのは、何も問題はないと考える人は多いかもしれない。だが、あまり自然に反するようなことをするのはよくないと思う人もいるだろう。

米国では、体を冷凍保存して、脳の活動を読み取り電算データにしてチップ上にアップロードし不老不死を目指そうという団体が、顧客を集めている。人間の自己を形づくる精神の働きを脳と身体から切り離し、より効率的で高機能の基盤機器《ハードウエア》に移すことで、不老不死を実現しようと提唱する人たちもいる（マーク・オコネル『トランスヒューマニズム』作品社、二〇一八年参照）。こういう例を聞くと、そこまでやるか、と思う人も少なくないだろう。

生命工学、機械工学、情報工学など考えられる技術を総動員して、老いない心身を手に入れよう、といわれたら、あなたはどう思うだろうか。人間は、老いの苦しみから完全に解放されるのがよいのか。あるいはそれに向き合ってこそ生きる意義があると考えるべきか。これもまた、高度技術がもたらす、古くて新しい悩みである。

## 延命治療中止という選択——日本とフランスの例から考える

「人生一〇〇年時代」が実現して長生きする人がどれだけ増えても、命の終わりを迎える人がいなくなることはないだろう。人生の最終段階にどのように対処するか、考えなければならないのは高齢者だけではない。死は、老若男女すべてに訪れる出来事だからだ。

人生の最終段階というと、いま答えを求められているいちばんの問題は、どこまで医療措置を続けるかということだろう。最近日本とフランスで議論の的になった事例から、この問題を考えてみよう。

東京の公立病院で、医師が腎不全患者に人工透析《とうせき》を行わない選択肢を提示し、それに同意した患者が、透析をやめた結果亡くなったとの報道が、二〇一九年三月にあった。

命を維持する医療をしないなんてとんでもない、と思う人は多いかもしれない。現に、患者を死なせた医師と病院には、報道当初、強い非難、批判が寄せられたこともあった。だがいまや、そうした選択は医療現場では珍しくなっている。人工呼吸器をつけるかつけないか、心肺蘇生措置をするかしないかというのがその代表例だが、人工透析をするかしないかという検討もありうる。米国ではすでに三十年ほど前から、透析をしないで死を迎える人がいると聞いていた。そうした動きが、日本でも表に出てきたということだ。

生命維持措置を止めて死を迎える選択を、かつては「尊厳死」といった。病院のベッドでたくさんの管につながれて生かされ続けるのは人間の尊厳に反する、過剰な延命措置を止めて尊厳ある死を取り戻そう、というのである。

だがその後、事情は大きく変わった。いまでは生命維持措置が延々と続けられることは、まずなくなった。欧米の多くの国では、生命維持措置の中止または不開始は通常の医療の範囲とされている。だから患者はそれを選べるし、医師もその求めに応じられる。こうした状況のなかで、医療措置の中止または不開始を選んで死に至ることを、ことさら「尊厳死」と呼んで実現を訴えることは、もはやなくなったといっていい。

このような動きが進むと、逆に、医療措置の継続を求めることが難しくなる恐れも出てくる。中止・不開始を選ばされるようになる、生き続けたいのにそうできなくなる、との危惧が、とくに難病や障害を持つ人々から出されている。死につながる選択だけに「尊厳」という形容を付けるのは、不適切になった。延命措置を続けて生きることにも、人間の尊厳はあるからだ。

こうした状況のなかで、延命措置の中止と継続のどちらが望ましいか、当事者の間で意見が対立することも当然出てくる。まさにこの点が正面から問われたのが、フランスでの事例である。

二〇一九年七月、フランスのある大学病院で、四二歳の男性が亡くなった。彼は十一年前に交通事故で頭部などに重傷を負い、重い意識障害と四肢麻痺となり、入院して手当を受けていたのだが、五年後、病院側は、もう回復は望めないとして、法令に基づき、医療措置（栄養と水分の補給）を止める決定をした。患者の配偶者はそれに同意したが、両親が反対し、医療措置を続けるよう求める裁判を起こした。だが六年に及ぶ審理の結果、二〇一九年六月末に最高裁は病院の決定を正当と認める裁決をくだした。医療措置は止められ、九日後に患者は亡くなった。

この患者の死について、あなたはどう思うだろうか。命を維持するのに必要な医療措置を止められて死ぬなんて、むごいと反発を感じるだろうか。それとも、自然に死ぬに任せることができて、患者も近親者も救われただろう、と思えるだろうか。心身に重い障害のある者に生き続けることを認めない、差別的扱いだと考える人もいるかもしれない。事実、この患者のケースは、国際連合の障害者人権委員会でも取り上げられ、委員会はフランス政府に、医療措置中止の決定を撤回させるよう求める一幕もあった。

意識不明で寝たきりになり回復が望めなくなったら、医療措置を止めるか続けるかについて、患者の事前意思表示はなく、近親者の間で意見が食い違う。これは日本でも起こりうるケースだ。フランスでは、そのような場合にどうしたらよいか、法令できちんと決めていた。患者が意思表明できる状態にない場合は、近親者の意向を尊重しつつ、主治医が医療チームの合議に基づき、治療に無益で人為的に生命を延ばすだけの医療措置（栄養と水分補給を含む）を止める決定をくだすことができる。先の事例では、医療措置中止の是非をめぐり、両親の訴えもあってマスコミが大きく取り上げ、激しい議論を引き起こした。病院側のやり方に強い反対を表明する人たちも少なくなく、ものいえぬ状態で横たわる患者を救えと祈る抗議活動も行われた。だが最終的には、法令に基づく決定が認められた。

これに対し、日本では、ルールは何も定まっていない。生命維持措置の中止・不開始は通常の医療として十分に受け入れられていない。医師や医療機関ごとに考え方が異なるので、患者・家族が死につながる選択を望んでも果たせないケースもある。逆に医療側が先走りして、個々の患者に即した適切な対応をしきれないケースが出てくる恐れもある。先の事例の東京の公立病院は、腎不全患者・家族に対する説明と同意の手続きに不備があったと都から指摘され、改善を指導されている。また過去には、人工呼吸器を外して患者を死なせた担当医の対応に遺族が不信感を訴え、捜査の手が入って殺人容疑で裁判になり、有罪が宣告されるケースも出た。

こうしたルール不在からくる混乱に対し、厚生労働省は二〇〇七年に、医療措置の継続か中止かの判断にあたっては、患者、家族、医療チーム全体で、よく話し合って決めるように、という指針を出した（「人生の最終段階における医療の決定プロセスに関するガイドライン」）。この指針は、医療措置を止めて死に至らしめることが認められるのはどういう場合と条件によるか、具体的に何も示していない。それでは役に立たないという批判もあるが、個々のケースで揺れ動く当事者の気持ちに沿って柔軟に対応できる指針だという評価もできるかもしれない。

だが、何が許されるか許されないか、何も決まりがなければ、当事者の悩みは深まるばかりだともいえる。議論が進まず、支えとなる判断基準について社会の合意ができていないなかで、当事者は決断をくだすことになる。それでは、人の生き死にというだいじな問題について、社会の安定は得られないと私は思う。

安心して命を終えることができるには、どのような決まりをつくる必要があるか。医療において死につながる選択を認めるには、どういう条件が必要か。フランスでは、終末期医療の実情にどう対応すればいいか、議論が交わされ、そのなかで社会の合意が得られた線に基づいて、ルールを法令にする手間ひまをかけてきた。そうした命の終わりに関するルールを決めていく努力に、私たちも学ぶべきだと思うが、いかがだろうか。

## 安楽死は許されるか

最後は苦しまずに安らかに死にたい。誰しもそう望むだろう。だがそれを実現するのは難しいということも、多くの人が感じているのではないだろうか。

延命措置の中止または不開始によって死に至る選択についてみたが、医療措置をやめても、それですぐ安らかに死ねるわけではない。たとえば人工呼吸器を外して自然に死ぬに任せようとしても、死に至るまでにひどく苦しむ場合もある。先にみた東京の公立病院の例でも明らかになったが、透析をやめて自然に死ぬに任せようとしても、死に至るまでには何日もかかり、その間、尿毒症などでひどく苦しむことになる。

そこでさらに一歩進めて、苦痛なく確実に死ねるよう、致死性の薬物を投与するなどして命を絶つ行為を認めてもいいか、という議論が出てくる。この積極的に命を終わらせる行為は「安楽死」と呼び慣わされてきたが、いまは実際に行われることに即して、「医師による自死介助」ということが多くなった。

安楽死または医師による自死介助は、殺人または自殺幇助《ほうじょ》の罪に問われうる行為なので、許される条件と手続きを、社会の合意に基づいて法律できちんと定めなければ、認めることはできない。

世界に先駆けて二〇〇一年にそうした立法を行ったのが、オランダだった（翌〇二年から施行）。法律で定めた条件が満たされた場合は、検察は命を絶った行為を罪に問わないとしたのである。その条件の中核は、当人が、このまま生きていても苦しいだけなので死にたいと、公的保険医療でかかりつけになっている医師に訴え、かかりつけ医がその訴えを合理的だと納得できること、である。余命何ヶ月の末期であるといった医学的条件は課されていない。この条件が満たされれば、かかりつけ医は、致死性の薬物を自ら投与し、または当人にそれを与えて服用させ、死に至らしめることができる。この「要請に基づく生命の終結」が実行された場合、当局に届け出られ、まちがいがなかったかどうかチェックされる仕組みになっている。

オランダでは法律施行後、医師による自死介助を選ぶ人が増え、全死亡数の四％

を超えるまでになった。だがそのなかで、当人の意思が生命の終結実行時点で確認できない認知症の高齢者や精神疾患の患者などにも行われる行き過ぎも起こり、実行した医師が当局の捜査対象になるケースも出てきた。そのため、医師が訴追を恐れ慎重になり、二〇一八年は初めて前年より自死介助の件数が減ったという。

ここで考えたいのは、私たちには、死なせてくれと頼む権利はあるだろうか、ということだ。頼まれた家族や医療従事者には、断る権利はないだろうか。自由と権利は自分だけでなく相手にもある。命を絶つ行為を選ぶのも自己決定の権利の一つだというなら、人にやらせるのではなく自分でやるべきだ、という考え方もできる。

実際に米国のいくつかの州でできた法律では、この考え方に基づいて、当人の要請により致死薬を処方することまでを医師の責務とし、直接手を下すことまでは求めていない。渡された薬を飲んで死ぬかどうかは、あくまで本人が自己責任で決めること、としているのである。それでもカリフォルニア州では、法律に基づいて致死薬の処方を要請されても、医師に応じることを禁じる医療機関のほうが、応じることを認める機関より多かったとの調査結果もある。医師には、専門職としての信念に基づいて、命を絶つ行為への加担を拒む権利がある。それを如実に示した調査結果だといえる。

では日本はどうかというと、安楽死が認められる条件を示した裁判所の判例が過去にあるが、それを立法化しようとの動きはない。延命措置の中止・不開始までが認めうる範囲で、それをきちんと合法化しようという有志の国会議員の動きもあったが、各党内の議論が進まず、立法には至っていない。安楽死までは認めないとするのが医療界の大勢だが、朝日新聞が二〇一〇年に行った世論調査では、「病気の苦痛に耐えられなくなった場合、投薬などによる死を選びたい」と答えた人が七〇%、そうした安楽死を法律で認めることに賛成と答えた人は七四%にのぼった（朝日新聞全国世論調査詳報「日本人の死生観」『Journalism』二〇一一年一月号）。

さてでは、死につながる医療の選択について、今後日本ではどこまで踏み込むべきだろうか。延命措置中止を認めるだけでよいか。それとも安楽死＝医師による自死介助まで認めてよいか。認めるなら何をする必要があるか。海外の実態も正確に知って参考にしつつ、よく考え議論しなければならない。

死につながる医療としては、延命措置中止と安楽死の間に、もう一つ、深い鎮静処置を死ぬまで続けることを認めるという選択肢もある。鎮静剤を意識がほとんどなくなるまで投与し続け、苦痛なく亡くなるにまかせるというやり方である。フランスでは安楽死は認めないとするのが大勢だが、医療措置中止を認めるだけでなく、もう一歩進めて、死に至る深い鎮静処置の継続を、医療チームの合議で決めること、二四時間の即応体制をつくることなどの条件付きで認める法改正が、二〇一六年に行われた。だがこれに対しては、事実上安楽死を認める許しがたい選択だという反対意見も強い。

じつは日本でも、この「死に至る深い鎮静処置」を、末期がん患者の在宅看取りなどで実践している医師もいると聞く。ただそれは医療界全体で認められたものではなく、個々の医師の考え方次第で、認める人もいればそうでない人もいるのが現状だという。これでは命の終わりを迎えるのに、社会の合意も医療界の支持もあるとはいえない、いかにも不安定な状態だと危ぶまれる。認めるなら認めるで、きちんと議論したうえで決めるべきではないだろうか。

私は、日本では、安楽死の是非を問う議論をする前に、深い鎮静の是非も含めて、延命措置の中止・不開始を適正に選べるような意思決定の環境を整えることが先決だと考える。

私たちには、命を終わらせてくれと頼む自由はあっても、それを実行させる権利まではないのではないか。くり返しになるが、家族や医療従事者には、頼まれても断る権利がある。自由と権利は、自分にだけでなく相手にもある。だからすべての当事者が、お互いを尊重し、どうするのがよいか話し合い、決めていく場を常に持てるようにしなければならない。いったんみなが納得し決めたことでも、いつでも撤回したり変えたりできるようにしなければいけない。

そして、医療措置を続ける選択をした場合も、医療措置を止めて死につながる選択をした場合も、同じように、それに見合った必要なケアが行われ、当人も関係者もみなが満足できる結果になるようにしなければならない。そうした実績を積み重ねてはじめて、死につながる選択が、通常の医療として認められるようになると思うのだが、いかがだろうか。

## 死後も医療に活きる

医療は、生きている人に行われる。だが、死ねばそれですべて終わりとはかぎらない。

死因を明らかにするために、亡くなったあと病理解剖をすることがある。正確な死因の特定は、保健医療の基礎となる統計をつくるために重要なことだ。病理解剖はこれまで病院で亡くなった人を対象にしてきた。だが、次にみるように、日本では近年、最後まで住み慣れた自宅・地域で過ごせるようにしようという、「地域包括ケア」が進められている。そのなかで、病院ではなく在宅で看取られ亡くなった人の病理解剖を行う「在宅剖検」の試みが、東京のある地域の病院で行われている。とくに高齢で亡くなったケースで、認知症などの生前の症状と脳などの病変の有無を調べ、今後の在宅医療に活かす所見を得られることが期待されている。

この在宅剖検は、私が知るかぎりでは、まだ東京の意欲的な一病院だけの試みに留まっているが、広く日本中で行われる価値があるのではないだろうか。あなたは、在宅で看取った近親者を、解剖するためにまたよそに送り出すのは、いやだろうか。それとも、故人の死がそういう形で将来の医療に活かされることを、喜べるだろうか。

病院でも在宅でも、亡くなったあと、全身ではなく、脳だけを剖検・研究標本として提供することもできる。パーキンソン病、多発性硬化症、てんかんなどの神経疾患や、統合失調症などの精神疾患の研究に用いる試料として、死後の脳の全部または一部と周辺組織を数多く集め、保存し、研究利用に提供する体制を備えた仕組みを、脳（ブレイン）バンクという。神経・精神疾患の症状が、脳のどのような変化と結びついていたかを調べ、病態を解明し治療法の開発につなげることが期待されている。

欧米に比べ日本では、大規模で組織的な脳バンクづくりが遅れていたが、二〇一五年に日本神経病理学会と日本生物学的精神医学会が共同で倫理指針を策定し、それを基に二〇一六年度から、国の研究助成事業として「日本ブレインバンクネットの構築」が始まった。大学医学部・医大だけでなく、国公立の医療センター、さらにはNPO法人の脳バンクが、提供の受付と保存・利用の活動を行っている。

脳バンクへの脳の提供は、次にみる全身を提供する献体に対して、「献脳」と呼ばれることもある。学会の倫理指針では、生前に本人が、死後脳の提供に同意する意思を提供先のバンクに登録することを推奨している。だが症状によっては本人の意思表明が難しいケースも考えられるので、当人の意向を尊重しつつ、遺族の同意で提供を受けることも認めている。

死後の体の提供というと、医学生の解剖実習に遺体を提供する献体がある。かつては家族などの抵抗で進まなかった献体だが、一九八三年に、故人の献体の意思を尊重するよう求めた「献体法」ができ、一気に普及していく流れができた。いまでは日本の医学生の解剖実習は、ほぼ一〇〇%献体でまかなわれている。必要を超えた遺体が集まって、新規の献体登録をやめている大学医学部も少なくない。自分の体が、将来の医師を育てる教育に活かされ、医学・医療を進める礎《いしずえ》になれるという献体の理念に、共感する人は多い。二〇一七年度までの集計では、献体登録者数は全国で二八万人を超え、献体を実行した人の累計は一五万人近くにのぼっている

（篤志解剖全国連合会調べ）。

さらに、経験を積んだ医師が、より高度の手術技法を習得するための研修に、提供された遺体を利用する新たな献体も盛んになってきた。

日本では、死体解剖保存法が認める遺体の利用は、医学生の解剖実習などの教育および解剖学の研究に限られ、手術のトレーニングに用いるのは認められていないという法解釈が壁となって、手術研修のための献体利用はできなかった。そのため、よりよい技術の研鑽習得を望む外科医たちは、高い費用を払って米国などに出かけて、遺体を用いたトレーニングを受けるしかなかった。

それではいけないというので、二〇一二年に日本解剖学会と日本外科学会が共同で、手術手技の研修のために遺体を用いることが認められる条件を定めたガイドラインをつくり、それに基づいて、二〇一二年度から厚生労働省の公認の下で助成事業が始まった。当初は全国で九大学だけが名乗りをあげてスタートしたが、その後、国の助成が増額されたこともあって、全国の大学医学部・医科大学の半数にあたる、およそ四十校で行われるまでになっているという。解剖実習のための献体は医学生を育てるが、手術手技向上のための献体は優秀な臨床医を育てることになる。

さらにこの新たな献体は、新しい手術機器を開発する企業の研究にも用いられるようになった。無償で提供される遺体を、営利目的の製品開発に使うことには違和感や抵抗感を抱く人もいるかもしれない。だが、手術機器が安全で有効な品質を備えた製品として企業により安定して供給されることは、新しい高度な医療技術を普及させるために、必要なことである。遺体が医師の研修だけでなく企業の製品開発にも使われることが想定される場合は、献体登録希望者にそのことをていねいに説明し、意義を理解し同意してくれた人だけを受け入れるといった配慮が必要になる。

こうした様々な形で、私たちは死後も医療に活きることができる。もちろん、献脳も解剖実習や手術研修のための献体も、遺体に深くメスを入れることになるので、それはいやだと思う人もいるだろう。だから生前に家族も交えてていねいに説明し、理解してもらったうえで同意した人の遺体だけを使うこと、といった倫理的なルールを、関係学会は定めている。

あなたは、死んだあと、自分の体をどうしたいだろうか。すぐに火葬して墓に入れて供養してもらいたいか。それとも、その前に剖検や脳バンクや解剖実習、手術研修、さらには高度手術機器の開発のために使ってもらうのもいいなと思うだろうか。医学の進展は、死んだあとまで、私たちにどうするか考えさせるいろいろな選択肢を広げた。その分、悩みも増えるかもしれない。しかし、これはよい悩みだと私は思うのだが、いかがだろうか。

## 死者と生者の「包括ケア」を

いま日本で亡くなる人のおよそ四人に三人は、病院で最期を迎えている。だがその割合は徐々に減る傾向にある。自宅で亡くなるのは八人に一人だが、その割合は逆にわずかずつ増えている。また介護施設などで亡くなる人の割合が近年増えていて、十人に一人を超える勢いである（厚生労働省人口動態統計によると、二〇一八年の数字で、死亡の場所別の割合は、病院七二％、診療所一・七％、自宅一三・七％、介護老人保健施設二・六％、老人ホーム八％）。

この背景には、医療費抑制のため、患者をなるべく病院に留めないようにする国の政策がある。だがそれだけでなく、できれば病院ではなく自宅で死にたいと、多くの人は望んでいるだろう。

最後まで住み慣れた自宅や地域で過ごせるように、保健・医療・福祉の支援体制をつくる「地域包括ケア」という施策を、国は進めてきた。それがうまく働くようになれば、自宅やその近隣の施設で亡くなる人の割合は、今後も増えていくだろう。フランスでは、自宅で亡くなる人の割合は日本の倍、四人に一人前後で、病院で亡くなる人は六割を切っている（介護施設などは一二・八％で、日本とほぼ同じ）。地域包括ケアの目的を考えれば、日本も、フランスと同じくらいの死に場所の割合を目指すのが望ましいだろう。

地域包括ケアは、在宅医療や訪問介護などを手厚くし、人生の終わりを迎えるまでにいろいろ困難が出てくる生活を支えるのが目標だ。だが当事者にとっては、死ぬまでですべて終わりではない。亡くなったあとにも、いろいろ考え決めなければならない問題は続く。どのように葬儀をするか。どんな墓に、誰が入れてくれるか。残した資産や自宅などはどうするか、などなど。

なかでも、死後の身の処し方ともいえる葬送については、昔ながらの決まったやり方が、いまはもうあたりまえのことではなくなって、いろいろ考えなければならない問題が増えた。かつて葬式や墓の担い手だった親族や地域共同体は、都市化、核家族化が進んで、その役割を果たさなくなった。職場の人が組織で葬式を仕切ってくれるようなこともめっきり減っていると聞く。死んだあとどう遺骸を処理し供養するか、葬送のあり方が大きく変化している。

昔のように大勢の会葬者を迎えるのではなく、ごく狭い範囲の家族や近しい者だけで送る「家族葬」は、もうすっかり定着している。葬儀をせずに遺体をすぐ火葬場に運ぶ「直葬」も、大都市部を中心に徐々に行われるようになっている。

火葬したあとのお骨の処遇としても、足を運ぶのが難しくなって維持できなくなった旧来のお墓を廃する「墓じまい」の動きが進んでいる。家や個人単位の墓でなく、集合墓・合葬墓が徐々に広まっている。大都市の公営墓地の新規募集では、個人墓式でなく壁墓地のような集合墓形式の募集が中心になっているところもあると聞く。海や山に遺灰を撒く自然葬（散骨）を選ぶ人も増えている（こうした葬送の変化についてくわしくは、樹島次郎『これからの死に方』平凡社新書、二〇一六年参照)。

最期を迎えるのは病院か施設か、それとも在宅で看取られるか。それぞれの住宅事情や家族事情、経済的事情によって、選べることは左右されるだろう。そしてそれは、どこでどう死ぬかだけでなく、死んだあとどうするかについても、同じことである。死ぬまでだけでなく死んだあとのことについても、決めておかなければならない選択肢が増え、悩みの種になっている。死んでいく側と看取り送る側、双方の当事者にとって、抱える問題は、死ぬまでから死んだあとのことまで、ひとつながりの一体のものなのである。

こうした悩みに対処するために、地域包括ケアで、死ぬまでだけでなく死んだあとのことまで支援する体制を組んではどうだろうか。すでに、死後の手続きから墓の相談まで応じる窓口をつくる自治体が出てきている。たとえば神奈川県横須賀市では、福祉部で、一人暮らしの高齢者の終活支援、お墓の相談、葬儀業者などとの橋渡し業務を行っている。大分県別府市は、多種多様な死後の手続きを、いちいちそれぞれの窓口を回らずにすむよう、一ヶ所ですべてまとめて受け付け対応する、

「おくやみコーナー」を二〇一六年に市役所に設けた。神奈川県大和市、三重県松阪市でも同じような窓口業務を始めていると聞く。

こうした「死後事務」の窓口を、在宅医療や介護を担う地域包括ケアの部署と一体化すれば、行政が住民の人生最終段階のニーズに、より適った対応をできるようになるだろう。そのようにして、死ぬまでだけでなく死んだあとも住み慣れた地域で過ごせるようになれば、死ぬ者も残される者も安心ではないだろうか。死者と生者の包括ケア。それが二一世紀の新しい地域社会の目指すべき姿ではないかと思うが、いかがだろうか。

## もう少しくわしく——ほんとうの「ゆりかごから墓場まで」を求めて

人生最終段階の看取りから死後のことまでについて、従来の決まった形が崩れて選択肢が増え悩みの種になっている背景には、私たちが置かれている社会の構造の変化がある。

日本では十九世紀末の近代化から二〇世紀後半の高度経済成長を経るなかで、産業の重点分野が、農林漁業の第一次産業から鉱工業の第二次産業へ、そしてさらに商業やサービス業などの第三次産業に移ってきた。そうなると経済を支える主な力が生産よりも消費となり、高度消費社会が実現する。生産は、農業では家族・地域共同体、工業では大規模な工場を経営する企業が担い、そこでの人のつながりが人々に生活の基盤を提供し、家族や社会を支えてきた。だが消費は、かつては家計を単位としていたが、一九八〇年代以降、個人を単位とする商品やサービスが中心となっていった。昔は一家に一台で聞くものだったステレオレコードプレーヤーが、一人で持ち歩いて聞ける機器になったのは、その象徴的な例だ。

こうして人々の生活基盤は個人化し、一人で選んで買える物とサービスがふんだんにあふれる、自由で豊かな社会が実現した。だがその反面では、地域社会や職場だけでなく家族の人間関係も希薄になって、個々人の孤立と社会のいわゆる無縁化が進む傾向が出てくることは避けられなかった。少子高齢化はその傾向に拍車をかける。とくに人生の最終段階での孤立・無縁化は、亡くなるまでだけでなく、死後にも及んで、当事者に様々な問題をもたらすことになった。

こうした社会構造全体の変化がもたらす状況のなかでは、死んだあとのことで困難が生じて行政が対応する必要が出てくるのは、もはや生活困窮者や無縁者などに限られたことではない。私たちみなが、多かれ少なかれ、死ぬまでと死んだあとのことをどうしたらよいか、誰に頼めるか、悩まされるようになっている。

そうしたニーズが増えている証拠に、先に自治体行政の新しい対応をみたが、民間でも、死亡届・通知から葬儀、墓の手配などの様々な死後事務を、当事者に代わって一括して行う委託契約サービスを提供する業者や法人が出てきている。だが民間任せには限界がある。死後事務を委託された事業体のなかには、経営が立ちゆかなくなって破綻《はたん》するなど、社会問題化するケースも出てきた。この問題に対処し被害者を救済するため国の行政も動くことになったが、担当したのは消費者庁だった。しかし、死という重大な出来事をめぐる国民のニーズから出てくる問題に対応するのが、消費者行政でよいのだろうか。

くり返していうが、老後の不安、看取りの不安は、死後の不安まで含んでいる。医療と介護は死ぬまでのことだが、最後まで安心して暮らせる包括ケアだというなら、死んだあとのこともどうするか決めて実行するところまで、福祉として面倒をみるべきではないだろうか。それこそ、社会保障のスローガンが「ゆりかごから墓場まで」と謳っていることである。死ぬまでだけでなく、死んだあと、葬儀をして墓場に入るまでが、社会保障の対象だということだ。だからフランスでは、住民の葬儀や墓地の手配を自治体の業務としている。

それに対し日本では、死後のこと、葬送のことは私的なことがらとされ、個々の当事者にゆだねられている。だが生活単位が個人化していく無縁社会の趨勢《すうせい》のなかでは、託せる人がなく葬儀や墓を用意できないという人だけでなく、家族はいるが負担をかけたくないという人も、今後増えていくだろう。

そうした死後の不安への対応を、民間任せにしたままではいけない。医療、介護、福祉と同じく、死亡届から埋火葬と墓地までの死後事務も、厚生労働省の所管だ。同じ役所のなかの業務なのだから、厚労省が進める地域包括ケアは、死んだあとのことまで「包括」するべきだ。そうすれば当事者は、医療、介護、看取りから死後の手続きと実行まで、あちこちの窓口や業者に足を運ばず、ワンストップですむようになる。

死の看取りでは、本人だけでなく家族のケアもだいじだ。葬送は、死んだ人だけでなく、残された者のためにもある営みだ。様々な選択肢が登場して、葬送のあり方は、いま一種の混乱状態にある。そこでいざとなったとき当事者が悩み苦しまなくてすむよう支えられる体制をつくることも、地域包括ケアを進める行政と関係専門職に求められる役割ではないだろうか。

安心して最期を迎えることができるためには、看取りから死ぬまでだけでなく、死んだあとのことまで考えて決めておく必要がある。だがそれは家族の間でもけっこう面倒なことで、縁起でもないという遠慮も働くから、つい先送りにしてしまいがちだろう。そこに、地域包括ケアの出番がある。看取りのことから続けて死後のことまで、本人と周りの者が話し合い決めていく場を、地域包括ケアで在宅医療・看護や介護に通うそれぞれの専門職の人たちが、機をみて仲介しとりもつことができるのではないだろうか。医療職、介護職にある人たちに、死の前後に必要となる関連の福祉、行政、民間のサービスを把握し、当事者をそこに紹介しつないでいけるようにすることも、地域包括ケアのゴールの一つと考えてもらえるといい。

行政で行う事業がそこまでプライベートなことに関わるのに、難色を示す向きもあるかもしれない。医療・看護や介護に携わる人たちは、死んだあとのことは自分たちの仕事ではないと思うかもしれない。だが、それも重要な人間のニーズなのだ。生きている人の生命と健康を支えるのと同じように、死んでいく人の行く末を見守ることも、私たちみなのだいじな仕事なのだ。それが、地域包括ケアのほんとうの理念だと私は考える。

地域包括ケアが目指すのは、いままでは病院に送られていた死にゆく人の人生最後の居場所を、自宅近隣のコミュニティのなかにつくることだといえる。そして死後のこともそれにつながる。葬式や墓を通じた弔いとは、死んだ人の居場所を現世のなかにつくることである。だから地域包括ケアの理念は、死にゆく人だけでなく死んだ人をも、生きている人とつないでコミュニティをつくることだと考えられないだろうか。地域包括ケアの一環として、死んでいく者、死んだ者とつながるコミュニティができることで、生き続ける者たちも、そのなかに居場所を得ることができるとも考えられるのではないだろうか。

昨今問題になる無縁社会とは、要は、生活の単位が独立した個人に細分化された社会である。そこで実現した自由と豊かさを守りつつ、無縁化がもたらす弊害にどう対応すればよいかを考える必要がある。死後のことについて、日本の現状では、個々の当事者と民間業者にまかせるだけで、その結果、まさに無縁仏を増やしてしまっている。地域包括ケアの理念を看取りから死後まで広げて関係者が動くことで、個々の当事者の悩みをコミュニティのなかで引き受け、居場所をつくっていければ、無縁社会を有縁社会に変える契機にできるのではないだろうか。

死と死後のことは、個人と家族のプライバシーに属することだが、そのプライバシーを充実させ満足のいくものにするのが、社会保障の役割ではないだろうか。命と健康状態もプライバシーに属することだが、その充実ないし改善のために受ける医療は、社会保障として提供される。私たちは、生まれる前から死後のことまで、まさにゆりかごから墓場まで、社会保障で充実させることを求める権利がある。社会保障は、私たちみなの生活を守り充実させるために、私たちみなが税金や保険料を払うなどしてつくりあげる、相互連帯の精神で成り立っている。つまり、私たち一人一人のプライバシーをつなぐ絆、縁なのである。だから、社会保障の一環として提供される地域包括ケアは、生者と死者をつなぐ新たな有縁社会の礎になれるのではないかと考える次第である。

本書でみてきた生老病死をめぐる様々な問いかけも、個々人の究極のプライバシーである命《ライフ》・人生を、いかに社会のなかでほかの人たちと共に充実したものにできるかという観点から、考えていただければいいと思う。

# 第五章　問いかけに答えるために

第一章から第四章まで、医療技術の進展が私たちの生老病死にもたらす、様々な問いかけについてみてきた。問題は何かを偏りなく適切に問うことがだいじなので、一つ一つの問いかけについて、答えを出すことはしないできた。

そのように問い続けるのがとても意味のあることなのだが、どこかで答えを決めなければならないときがある。自分や家族のプライベートな問題に答えを出さなければならないときもあれば、社会全体でどうするか決めなければならないときもある。

そこでこの章では、本書全体の締めくくりとして、ではどのように答えを決めればいいのかについて、考えてみたい。

## 自分で決められるためには——インフォームド・コンセントは何のため?

まずは、自分のこととして、いろいろな先端医療を受けるか受けないか、あるいは実験研究の対象になることに応じるかどうか決めなければならないときは、どうしたらよいだろうか。

生命倫理の議論では、そこで自己決定権という考え方が持ち出される。脳死になったら臓器を提供するか、医療措置をやめて死に至る選択をするかなど、自分の心身に対し何をしてよいかいけないかは、当事者が自分で決める権利があるというのだ。

しかし、理解するには高度な専門知識を要する現代医療の現場で、一般人が、どうするのがいいか自分で判断して決めるのは、非常に難しい。適切な決定をするためには、過不足なく正確な情報を得る必要がある。そこで、医療や医学研究を行う際には、対象となる人に、どういう目的で何をするのか、どのような利益と不利益、危険があるかなどを、わかりやすくていねいに説明したうえで、同意を得なければならないというルールがある。これが、インフォームド・コンセント（説明のうえでの同意）である。説明された医療や研究について、受ける・同意するだけでなく、受けない・同意しないという選択もあるのだから、インフォームド・コンセントではなく、インフォームド・チョイス（説明のうえでの選択）というべきだ、という議論もある。

では、医療や研究を行う際には事前に対象となる人からインフォームド・コンセントを得なければならないというルールは、何を守るためにあるのだろうか。

こう聞けば、患者または研究対象候補者の自己決定権を守るためだ、という答えがすぐ返ってくるだろう。たしかにそのとおりである。しかし、くり返しになるが、専門知識のうえで圧倒的な差がある医師または医学研究者がしようとすることに対して、患者・一般人が、説明を受けたからといって、適正な決定をくだせるものだろうか。もし行われた医療や研究の結果、何か不具合が起こっても、説明を聞いて同意したではないか、あなたが決めたのだから、あなたの責任だと、突き放される恐れはないだろうか。現に米国では、インフォームド・コンセントのための患者への説明がどんどん長く詳細になって、患者の利益を守るというよりは、医者を守るため、訴訟になっても負けないための手段になってしまっているという批判が、一九九〇年代から出てきていた。

この問題は、「インフォームド・コンセント」という呼び名に表わされている。「インフォームド」とは、「伝える inform」という動詞の過去分詞、つまり受動形で、「伝えられた」という意味になる。これを字義どおりに解釈すれば、医療や研究を行う側の責任は説明し情報を伝えるところまでで、それを聞いてどう判断しどう決めるかは、伝えられた患者や研究対象になる側の責任だ、ということにされかねない。とくに自己責任論が強い米国ではそうだろう。

日本では、この用語を「説明と同意」と訳してきた。もちろん建前上は、伝えればそれで終わりとはされていない。説明しただけではだめで、説明された側がその内容をきちんと理解しているかどうかがいちばん重要だからだ。厚生労働省の「人を対象とする医学系研究に関する倫理指針」では、インフォームド・コンセントを、「十分な説明を受け、それらを理解した上で自由意思に基づいて与える同意をいう」と定義している（一部略）。現場の医師らは、理解してもらえるように、わかりやすくていねいに説明するよう求められている。だが、インフォームド・コンセントという米国発の自己責任論の色が濃い言葉を使うかぎり、伝えるだけ、説明するだけで終わるという問題はついて回る。

同意するには、説明されるだけでなく、それを理解していることが不可欠であることを、言葉に正確に反映させている国もある。フランスでは、「コンサントマン・エクレレ consentement éclairé」という語を使っている。「コンサントマン」

は英語のコンセントと同じで「同意」だが、「エクレレ」とは「明るくする、啓蒙する」という動詞の過去分詞で、「説明を聞いて明らかになった、理解した」という意味が込められている。中国でも、インフォームド・コンセントを「知情同意」と訳している。「情」とは感情ではなく事情という意味で、やはり「知って、わかって同意する」という意味が反映されている。いい訳語だと思う。

この点を実例に即して考えてみよう。第四章で、死につながる医療措置中止の選択を認めるには、当事者間でお互いを尊重した話し合いを重ねることが必要だと指摘した。その話し合いでどうするか決めるには、お互いの思い・心情を分かち合うこともだいじだが、それだけでなく、客観的な情報の共有と理解が欠かせない。医療措置をやめる場合だけでなく続ける場合も含め、選択肢をすべて挙げて、それぞれにどのような利益と不利益や困難が伴うか、正確な情報を医療、看護、介護、福祉などの専門家から提供してもらい、当事者みなが共有して、理解したうえでの選択でなければならないのだ。

さらに、もう一つ重要なことがある。それは、患者・研究対象者を守るためには、自己決定権の尊重だけでは不十分だということだ。本人が同意しているからといって、何をしてもいいとはいえない。医師・医学研究者は、診断・治療や研究のために必要で、伴う負担やリスクが得られる利益に見合った妥当な選択肢だけを示す責任がある。当事者が何を選んでも、その結果健康被害などが生じれば、当然責任を負わなければならない。本人が同意したからといって、どうなってもいいとはいえないのだ。

あらかじめ本人から同意を得なければならないというルールが守るのは、当人個人の自己決定権だけではない。先端医療や研究による介入から、みなの人身を守る歯止めになるという役割がある。人身が守られなければ、人権は守れない。人権は、個々人の意思に左右されずに、社会全体で守られなければならない公益である。だから人身は、その人だけのものではないという特別の性格を持つ。俺の体なんだから何をしてもいいよというのは、適正な同意とはいえない。それがまかりとおってしまうと、ほかの人たちの人身も守られなくなるからだ。

本来、人身は不可侵である。それが人権の基本中の基本だ。先端医療・研究をどう規制するかについて、ヨーロッパでは、米国で至上とされる個人の自己決定権の上に、人身に関する人権という公益を置く考え方が重視される。その代表例であるフランスの生命倫理関連法では、同意取得は、人身の不可侵を破ってよい条件の一つとされているが、それだけでは十分でない。これに加えて「医学的、科学的に必要で妥当であること」を、人身への介入が許される条件として定めている。「同意はすべてを正当化しない」のである。

インフォームド・コンセントは、患者・研究対象者を守るために、必要だが十分な条件ではない。医療や研究の対象になる側の者だけでなく、医療や研究を行う側の者も、この点をしっかり認識する必要がある。生老病死に深く介入する現代の医療においては、自己決定権だけで人間の生命・健康と尊厳を守ることはできない。個々人の自己決定を孤立させ放置してはいけない。個々の決定の結果が、すべての人の安全と安心を損なわないものであるよう見守る必要がある。その見守りの責任を、私たちみなが分かち合うべきではないだろうか。それが生命倫理というものだと私は思うが、いかがだろうか。

## 宗教の影響をどう考えるか

　個人のことでも社会全体のことでも、生老病死をめぐる問題に答えを出すとき、特定の宗教の教えが強い影響力を持つことがある。西洋では、人工妊娠中絶の是非にどう答えるかが、その典型例だ。日本では、一九八〇年代後半から九〇年代にかけて、脳死と臓器移植の是非が問われたとき、日本人の死生観に合うか合わないかという議論が行われ、仏教や神道の教義ではどう考えられるかが論じられたことがあった。

　私個人の体験でいえば、一九八九年夏に臓器移植の調査で米国に行ったとき、向こうの人に、日本には脳死を人の死と認めない宗教があるそうだなといわれ、びっくりしたことがある。当時日本では脳死者からの臓器提供が認められていなかったので、移植大国米国の人からは、そんなふうに見えているのだなと気づかされた。あなたは、そのような宗教が日本にあると思うだろうか。

　先端医療に対し否定的な態度をとる背景には宗教があると考えるのは、欧米では普通の見方で、日本でもそういう議論をする人はいる。欧米では、カトリック教会が一九六〇年代末に、脳死を人の死とし臓器提供を気高い行為と認めたこともあって、脳死が人の死か否かについてはほとんど議論にならない。激論になるのは、人間の命がいつから始まるかで、カトリック教会は、人工妊娠中絶はもちろん、体外受精にも反対してきた。受精の瞬間から人間の命が始まるとの教義に基づき、そこに人の手を加えることを拒否するためである。

こうした命の始まりの操作に対する否定的態度の一環として、体外受精胚を壊してES細胞をつくる研究に、欧米の保守的な宗教界（ヨーロッパではカトリック教会、米国ではプロテスタント原理主義福音派）は強く反対してきた。胚を壊さずに体の細胞からつくれるiPS細胞ができたとき、カトリック教会はいち早く大歓迎した。命の始まりを犠牲にしないで再生医療研究を進める道が開けたからである。

これに比べると、日本の宗教界の脳死臓器移植に対する姿勢は、自らの教えに基づき反対を強く主張するというよりは、国民の間にあった消極的な抵抗感を汲み取ってのものだったように思える。生命の始まりをめぐる問題については、世論の関心が低く、そのため宗教界にも目立った動きはみられなかった。総じて日本では、現実の問題に対する宗教界の動向は、欧米ほどには大きな影響を持たないといえるのではないだろうか。

欧米の保守的な宗教界も、生殖技術に対し否定的な姿勢をとるのは、古来の教義を頑《かたく》なに墨守しているからではない。現代の情勢に対し、どうすればいいか考え選んだ結果なのである。カトリック教会が、受精の瞬間から人間の命が始まるという教義を説くようになったのは、一九七〇年代に、人間の体外受精を認めてよいかどうかという問いに向き合ってのことだった。それ以前には、そういう教義は公式にはなかった。受精の瞬間を命の始まりとする教えは、医療技術による人間の命の始まりの操作が進むことに対して、新たに選ばれた生命観なのである。

このような欧米の状況と違って日本では宗教界の影響力が大きくないから、生命の操作の是非を問題にする議論が起こらないと考えるのは、まちがっている。欧米でも、生老病死をめぐる問題について考えるときに、誰もが特定の宗教の教えに依拠するわけではない。参考に留める程度の人もいれば、意識的にそこから距離を置こうとする人もいる。フランスでは、生命倫理問題を論じる公聴会やシンポジウムが行われる際、カトリックやプロテスタントなどの宗教者と並んで、哲学者が意見を求められることがある。それは、神の代わりに至高の存在の地位に人間を据える人間主義の哲学が、また別の一つの宗派とみなされているからだと思う。信教の自由には、無神論を奉じることも含まれるのである。

態度を決める際に特定の宗教の教えに依拠するかしないかは個々人の自由だが、社会全体のルールを決めるときには、特定の宗教に基づかないで合意をつくらなければならない。それが近代社会の大原則だ。政治は宗教と切り離して行わなければならないという、政教分離の原則である。それは信教の自由、思想・信条の自由を基本的人権と認めることとの、当然の帰結である。どんな宗教を信じていようといいと、近代社会では、法の下に平等に扱われる。だから社会全体で守らなければならないルールは、特定の宗教の教えに依拠したものであってはいけない。その宗教を信じる人しか守れないルールになってしまうからだ。

日本では、神聖不可侵とされた天皇の大権と結びついた軍国主義に対する深刻な反省から、日本国憲法で政教分離が国是として定められた。この近代社会の運営原理は、国民の間で受け入れられ、定着しているとみてよいだろう。だから、日本にはキリスト教の文化がないから、西洋発の生命倫理の議論やルールを受け入れることはできないと考えるのは、まちがっている。むしろ日本のほうが、命の扱いに関して社会全体のルールをつくる際に、特定の宗教に基づかない、その意味で多くの人に開かれた決定がしやすいといえるのではないだろうか。

先端医療技術が私たちの生老病死にもたらす問題に向き合い、どうすればいいか議論し決めていく主体は、主権者である国民一人一人である。宗教はその際の指針の一つであるにすぎない。その点は欧米でも日本でも、何ら異なるところはない。決められたことが特定の宗教文化に基づくものかどうかが問題なのではなく、多くの人が納得できるものであるかどうかがだいじなのである。

## 法律は必要ない？　法律にしてはいけない？

脳死と臓器移植、体外受精などの生殖補助医療、胎児の出生前診断、遺伝子検査や遺伝子治療、再生医療、クローンやゲノム編集などの生命操作。次々と現われる先端生命科学・医学の研究と臨床応用は、何をどこまでやってよいのか。それを考えるのが生命倫理で、日本では一九八〇年代からこの言葉が使われるようになって今日に至っている。私はこれまで三十年、この生命倫理に関する調査研究を専門とし、立法などの政策論議に関わってきた。

生命倫理というと、日本では、一人一人の死生観に左右されることなので、これはいけない、これはいい、と社会が一致した規範を決めることは難しいという人が多い。先端医療・研究の報道では、最後に一言、「倫理面の議論が必要だ」と締めくくるのが定番だが、ではその議論の結果、みなが納得できるルールをどこで誰がどう決めるのかは、あいまいなままにされてきた感がある。そのため生命倫理というと、決着のつかない論議が延々と続くものという悪いイメージが強く、避けられがちで、研究や医療の進展を阻《はば》むだけだという批判まで出てきた。

先端医療・研究の適正な発展を保障できるように議論を決着させるには、社会の合意形成を、最もわかりやすい形で示せる立法を活用するのが一つの手である。だが日本では、その方向は進んでいない。生命倫理関係の立法は、臓器移植法とクローン技術規制法、それに再生医療等安全性確保法くらいしかない。法による管理や規制をいやがる医学界や業界の反対があるから、というのはどの分野でも同じだが、生命倫理独特の理由もあるようだ。それは、倫理と法は区別されなければならないという近代法の理念からして、生命倫理は法律になじまないものだという考えが、法学者や法制官僚らの間に根強いことだ。

　倫理と法は、なぜ区別されなければならないのだろうか。それは、近代社会の政教分離の原則に照らして、道徳や倫理は個々人の内面の問題で、社会全体のルールを決める政治とは切り離しておかなければならないという考え方による。そもそも政教分離が近代社会の原理とされたのは、近代以前の社会では、特定の宗教勢力が国家権力と結びついて人々を支配していたので、国家の権力を市民が握って近代化を達成するためには、宗教勢力を公の権力の場から排除しなければならなかったからだ。とくに西洋では、特定の宗教の教えや権力者の恣《し》意《い》的な価値観に基づく道徳規範が、みなが守らなければならない当然のルールとして押し付けられて、経済から学問まで、人間の自由な活動が抑圧されてきたことへの反発が、近代の市民革命の原動力の一つになっていた。だから近代国家においては、宗教が担っていた道徳や倫理は個々人の内面の問題として、公のルールを決める法律とは切り離さなければならない、とされるのである。

これはこれで理解できる理屈だが、やや時代遅れという気もする。価値観が自由で多様化している現代社会では、様々な価値観の違いを調整して、できるだけ多くの人が合意できるルールをつくる必要がある。そこでつくられるルールは、人々が共有できる線に調整された、いわば折衷《せっちゅう》された価値観に基づくものになる。一切の価値観から切り離されているということはない。とくに本書でみてきた生老病死をめぐる問題では、そうである。倫理や道徳は個人の価値観に属することで法律にするのはなじまない、といってはいられないと思うのだが、いかがだろうか。

現に生老病死に関わる問題で、人々の価値観を調整し、合意できた倫理に関するルールを法律にしている国は少なくない。なかでもフランスでは、一九九四年に、先端医療・研究のすべてを包括的に管理規制する、「生命倫理法」と呼ばれる膨大な法律群が制定された。これはフランス独自の徹底した立法だが、本書でもたびたび例として挙げてみてきたように、フランスの生命倫理関連法は、個々の先端医療・研究について議論して決めるべき問題は何かを一覧にした、わかりやすいリストになっていて、私たちも大いに参考にできる（次節「もう少しくわしく——フランス式〈答えを決める原理〉を参考に」参照）。

だが、そのフランスにおいてさえ、本来区別すべき法と倫理を一緒くたにした「生命倫理法」という言葉は、法学者には法の異端、邪説だと受け取られたそうだ。だから当初はマスコミなどが使う俗称にすぎなかったのだが、二〇〇四年の改正で「生命倫理法」という言葉が法律の名前として正式に法文上に明記された。フランスの議会は法学者の批判に従わず、法学者も結局はそれを受け入れたのだ。先端医療・研究がもたらす倫理的、法的、社会的問題に対応するルールを一括して呼ぶのに、「生命倫理法」以外に適当な言葉がなかった、というのが理由らしい（B・ルグロ『生命倫理法』、二〇一三年〔翻訳なし〕参照）。

では生命倫理に関する立法が進まない日本では、政府や国会が、法の正統に則って、生命倫理を法律にするという「邪道」に踏み込まないでいるのだといえるだろうか。そういう面もあるかもしれないが、それとは別に日本独特の要因があると私は思う。それは、日本人の間では、法は官が民を縛り支配する道具だという観念が強く、自分たちの望む権利を守り実現するのが法だ、だから積極的に立法をしようという意識が希薄だということである。これは規制を嫌う「推進派」の医学者や業界人だけでなく、先端医療や研究を批判する立場をとる人々にもいえることだ。そうした立法意識の希薄さは、いいかえれば、主権者である一人一人の国民の間に、法に対する信頼がないということになる。これは民主主義社会として望ましい姿ではないと思うが、いかがだろうか。

医療技術の進展がもたらす生老病死をめぐる問題は、人間の尊厳、生命、健康と家族関係などのあり方を深く左右するものである。それは基本的人権に関わる課題であって、個々人の道徳観や死生観に還元してよい問題ではない。先端医療・研究の適正な発展と基本的人権の保護を両立できるルールと仕組みをつくるのが、生命倫理の最終目標だと私は考える。法律は、そのための有力な手だてである。人間の生老病死に深く介入する様々な先端医療・研究が正当行為と認められる条件を立法によって示せれば、そうした研究や医療の対象となる者が守られるだけでなく、適正な研究や医療を行っている者や実施機関も守られる。けっして一方的に手足を縛られるというものではない。先端医療や研究に関わる私たちすべての安全と安心につながることなのである。逆にいえば、そうなるルールだけを法律にすべきだということである。

誰でも経験する生老病死に関わる問題に対する答えを、どこまで法律にするのがいいか議論することは、とても意味のあることだと思う。法律とは何か、それは誰のためにあるのかをあらためて明らかにし、法律に対する信頼を日本社会に根づかせる格好の機会にすることができるからである。

## もう少しくわしく——フランス式〈答えを決める原理〉を参考に

本書をここまで読んできて、あなたは、生老病死をめぐる問題について、何をどこまできちんとルールを決めて、法律にすべきだと考えるだろうか。逆にいえば、規制なしに個々人の自由にゆだねてよいのは、どこまでだと思うだろうか。

この問いに答えを出すためには、何か判断基準が必要だろう。フランスでは生命倫理関連法をつくる際に、ルールを決めるための基準となる原理を定式化した。すべての先端医療・研究において共通して守られなければならないことの大本を、一覧にして民法典に規定したのである。この一覧はとても参考になると思うので、その要点を次にチャートにしてみた。

先端医療・研究の進展に対し人間の尊厳を守る→人体を守ることで実現

→人体は不可侵

～人体への介入には医療上の必要などの正当性が必要

～事前に本人の同意を得なければならない

→人体は譲渡不能

～個々人が自由に処分できない

～臓器、組織、細胞、精子、卵子、胚などの売買禁止

～子宮と生まれる子の譲渡になる代理出産契約は無効

↓人体の一部や産物の授受における匿名の保障
　～臓器や精子などの提供者の個人情報・プライバシーの保護

↓種としてのヒトの保護
　～子孫に伝わる遺伝形質の改変の禁止
　～生まれる命の選別を組織化する優生学的実践の禁止
　～遺伝形質に基づく差別の禁止

以下、このフランス式〈答えを決める原理〉のいわんとするところについて、説明してみたい。

先端医療の研究と臨床応用が適正に進められるためには、それらが人間の根本的な価値を損なわないようにしなければならない。その根本的な価値を「人間の尊厳」というが、生老病死に深く介入する先端医療・研究に対して、人間の尊厳は、ほかのどこでもなく、人間の体を守ることでこそ保たれる。そこで人体を守るために立てられた基本原理が、「不可侵」と「譲渡不能」という二本柱だ。

まず、人体は不可侵である。だから医療技術を用いて人体に介入してよいのは、そうする必要があると正当性を示せる場合だけで、かつ、当人がそれに同意していなければならない。これはあたりまえのことのようにみえる。だが、きちんと法律にして、先端医療・研究のすべてにおいて守られなければならないこととし、違反すれば法的責任が問われ処罰されるとはっきりさせるのは、とてもだいじなことだと思う。

次に、人体は譲渡不能である。体の一部でも譲り渡すのは、当人の人間性を損なうことである。だから移植のために臓器を、生殖補助のために精子や卵子をほかの人に提供してよいとするためには、法律でそれが許される条件を定めなければならない。だが、すでにみたように、日本では、生きている人からの臓器提供や、生殖補助のための精子や卵子の提供について、それが許される条件を定めた法律はない。関係学会の自主ルールがあるだけだ。

譲渡不能原則はまた、人体とその一部・産物は、たとえ自分のものでも、好き勝手に処分してはいけない、とくに先端医療や研究の材料として、物扱いして売り買いしてはいけない、という答えを導く。この点でも日本では、売買が法律で禁止されているのは臓器と眼球と血液だけである。人間の命の元となる精子、卵子、胚の売買は禁止されていない。それでは人間の尊厳は守れないとフランスでは考えるのだが、いかがだろうか。

譲渡不能原則は、さらに、生殖補助技術によって子宮をほかの人の子どもを産むために「貸す、借りる」ことも認めないという答えを導く。代理出産契約は無効＝一切禁止、とするのである。そのように法律で禁止しても、海外に出かけて代理出産で子をもうけるフランス人はあとを絶たず、代理出産を依頼した人と生まれた子の法的親子関係を、司法当局や裁判所は認めざるをえなくなっている。それでも国内では代理出産禁止としているのは二重基準だ、偽善だという批判はある。だがそれでも、いったん決めた原理に基づいて出した答えを、フランスの議会は守り続けている。

これに対し日本では、産科婦人科学会が自主ルールで代理出産を認めないとしているが、フランスのようになぜ認めないのか原理を立てて法律にしているわけではないから、社会のルールとしては非常に不安定だ。現に、病気で子宮を失ったある芸能人が、夫の子が欲しくて米国に代理出産を頼みに出かけた、というニュースが流れると、同情の声があがり、日本でも法律で認めてもいいのではないかとする気運が高まったことがあった。このような状況では、やはり人間の尊厳は守れないから、日本でも代理出産を禁止する立法をしたほうがよい、と考えるべきだろうか。

以上の人体に関するルールは、一人一人の人間を保護するためのものだが、それだけでなく、人類全体、生物種としてのヒト自体も、先端医療・研究から保護する必要があると、フランスでは定めた。たしかに、ヒトをヒトでないものに変えてしまったら、人間の尊厳も何もあったものではない。この原理からは、クローン人間の産生やヒト胚のゲノム編集などの生命操作を禁止するという答えが導ける。出生前診断による命の選別も、優生学的な組織的実践にならないように、厳しく管理規制するという答えが導かれる（実際にそうできているかどうかは、議論が分かれるところだが）。

これに対し日本では、クローン人間の産生禁止は法律にしたが、子孫の遺伝子改変禁止は遺伝子治療に関する行政の指針（告示）があるだけだ。先端医療・研究はすべて人間の尊厳を守って進めるといえるようにするためには、分野ごとにそのつど決まりをばらばらに出すのではなく、原理を立てて一括して筋を通すほうがいいと私は思うのだが、いかがだろうか。

## 語り合う場を創る——みなが考え決める主体になるために

これまでくり返し、日本では先端医療を適正に進めるための公的ルールがつくられていないと指摘してきた。生体移植、生殖補助医療、出生前診断、遺伝子検査など、みなそうだ。なぜなのだろうか。

いちばんの理由は、「他人《ひと》ごと感」が支配的だからだと私は思う。

どういう先端医療や研究が行われていて、どんな利点があり、どんなリスクや問題点があるかについて、一般の人が情報を得て意見を交わせる場が、日本にはない。

厚生労働省や文部科学省に、個々の先端医療と研究を議題とする審議会はある。内閣府には、「生命倫理専門調査会」がある。だが、これらの役所の審議会では、一部の専門家が参加しているだけで、広く国民の議論を喚起し汲み上げる回路はない。答申案が決まってから、最後に短い期間、申し訳程度に「意見公募」が行われるだけだ。これでは、自分や近しい人が移植や不妊治療などの当事者にならないかぎり、先端医療の倫理問題なんて自分とは関係ないことだと、多くの人が他人《ひと》ごと視して敬遠してしまうのも無理はない。

では、どうすればよいか。一九九四年に世界に先駆けて先端医療・研究全般を管理する生命倫理関連法を定めたフランスでは、その法律群を二〇〇四年に見直した際、全国の地域ごとに「倫理を考える場」を設ける条文を新設した。各地の大学医療センター・基幹病院などが設置主体になって、先端医療・研究の倫理問題について教育、資料提供、学際的交流と意見交換を行う、広く一般市民に開かれた場を創ろうというのである。二〇一八年には、生命倫理関連法の三度目の見直しにあたって、この「倫理を考える場」が、一般市民が参加する公の討論イベントとして官民を挙げて組織された「生命倫理全国国民会議」の主な担い手となった。各地の倫理を考える場の主催で、四ヶ月間に全国で二七一件の討論会が行われたという。

国民会議を行う趣旨は明らかだ。専門的でわかりにくい先端医療・研究の倫理問題について、社会的合意をつくりルールを法律にしていくには、一般市民にきちんと情報を提供し、広く意見を取り入れることが不可欠だからだ。フランスでも、生命倫理関連法の制定と見直しの論議が、一部の専門家に限られがちだったという反省があった。そこで二〇〇九年に、初めて生命倫理全国国民会議が開かれたが、このときはまだ開催について法的根拠はなく、多分に試行的なものだった。その後、二〇一一年の法改正で、生命倫理関連法の見直しの際は全国国民会議を必ず行うよう国に義務づける法規定が新設された。二〇一八年に行われた同会議は、その法規定に基づく初めての開催となった。

生命倫理全国国民会議は、大統領直属の国家倫理委員会が主宰する。広く国民の議論を喚起し汲み上げる回路として、専門的な情報の入手と意見交換ができる、一般公開の統一ウェブサイトが設けられた。また、全国各地で、官民様々な主催者による討論会が開かれた。さらに、抽選で選ばれた「市民委員会」が、生殖補助医療、遺伝子関連医療、移植医療などの各テーマについて、専門家からヒアリングするなどして意見をまとめ、国家倫理委員会に提出した。国家倫理委員会は、ウェブサイト、各地の集会、市民委員会などでの討議の結果すべてを総括した報告書を作成し、議会に提出した。

なんとも大掛かりな催しだが、先端医療・研究を適正に進めるためのルールづくりをするには、多くの人が参加できる議論の場をつくることに多大なエネルギーをかける必要があることが、ひしひしと伝わってくる。これだけ官民で手間ひまをかけて行われた国民会議だが、それでもまだ参加者が限られていて、国民会議というにはほど遠いという批判もある。今後その点がどう改善されるか、注目したい。

こうしたフランスでの試みを参考に、日本でも同じような取り組みを行うといいのではないだろうか。いきなり国民会議開催というのは無理だろうから、まずは「倫理を考える場」づくりから始めるといいだろう。私は、そうした場をつくる試みとして、ある民間シンクタンクで、時々に話題になる先端医療・研究の専門家を招いて一問一答し、参加者の間で率直に意見を交わす、「生命倫理サロン」を催したことがある。一般公開で四年間に二七回行い、臓器移植、生殖補助医療、出生前診断、再生医療や尊厳死・安楽死などを取り上げ、延べ八〇〇人が参加した。一回の参加者は平均三十人くらい。その程度の規模が、じっくり意見を交わすにはちょうどいい。

何百人もの参加者を集めて国や学会などが主催する市民向けの会では、専門家から話を聞いて、ごく短い質疑をするのが関の山で、専門家と一般人がお互い同士の間で意見を交わすことはまずできない。膝詰めの車座に近い雰囲気でできる、まさにサロン形式での小さな語り合いの輪を地道にたくさん重ねていくほうが、実のある議論を育むことができるのではないだろうか。

こうした「サロン」を、いろいろな立場の人たちが、全国各地で定期的に主催していけば、先端医療・研究に関心を持って議論に参加する人々の裾野を、広げることができるだろう。国や地方自治体は、場所の便宜を提供し、講師を招く費用などの運営費を助成するといった間接的支援をしてくれればよい。フランスのように大学病院にそういう場を設けるというと、日本ではちょっと敷居が高くて近づきにくいかもしれないので、たとえば地域の公立図書館に、「先端医療について考える」常設のコーナーをつくって、地元の関心のある人たちがボランティアで運営するというやり方も考えられる。専門学会や大学は、そのような場に積極的に講師を派遣してほしい。

このようなボトムアップの場が広がらないと、何か問題が起こっても、いつもその場かぎりの「他人《ひと》ごと」で終わってしまい、社会全体で納得のいく決まりをつくろうという方向に進めない。それは、何度もいうように、民主主義の機能不全というほかない。私は自分の経験から、サロン方式はそうした機能不全を克服する潜在力を持っていると実感する。ぜひまたどこかで生命倫理サロンをやってみたい。そこで読者のみなさんにもお会いできればと願う。

みなが生老病死をめぐる問いかけに向き合い、どうすればいいかを考え決めていく主体になれる社会を目指したい。その第一歩が、語り合う場を身近で創ることだと思うのだが、いかがだろうか。

# あとがき

本書は、以下に発表した拙文を元に、大幅に加筆・改稿し、再構成したものである。各掲載媒体の担当者の方々に、感謝申し上げる。

＊「生老病死を巡る問いかけ」全二七回、聖教新聞・文化面、二〇一九年一月一〇日〜九月五日
＊「そのみちのコラム」全一二回、『時の法令』二〇一七年四月三〇日号〜二〇一八年三月三〇日号
＊「死に方をどう決めるか」上・下、『名古屋御坊』二〇一九年六月号・七月号
＊「ヒト受精卵遺伝子改変　議論を」、毎日新聞「発言」、二〇一九年八月一日
＊ジャンル解説「生命科学」、『現代用語の基礎知識』2017〜2019、自由国民社

本書の校正刷が出たころ、新型コロナウイルス禍が広がり、東京都などに出された緊急事態宣言が、全国に拡大されるまでになった。そのなかで、私たちはくり返し「不要不急」の外出などはしないよう求められ、ふだんあたりまえのようにしていた多くのことができなくなったり、非常にやりにくくなったりする事態になった。これを機に、自分の日常の生活で、何がだいじで、なにがそうでもないかをあらためて見直すのは、とてもよいことだ。だが、それを「不要不急か、そうでないか」だけで判断するのは、よくないと思う。私たちが日々していることの多くは、たしかに不急かもしれないが、不要かといわれれば、けっしてそうではないからだ。

様々な先端医療と向き合い、それらが私たちの生老病死にどのような問いかけを投げかけているかをていねいにみた本書は、新型コロナウイルスへの対応に追われ、社会全体が悩み苦しむ状況のなかでは、「不急」なものといわれてもしかたがない。しかし、本書で示した問いかけは、どんな事態の下でも、「不要」ではない、とてもだいじなことだ。それが、本書で伝えたい、いちばんのメッセージである。

一日も早くコロナウイルス禍が収まり、図書館や書店にまた安心して足を運べるようになるよう、祈っている。そのなかで、本書が多くの方々の目にとまり、こういうだいじなこともあるのだなと思っていただければと願う。

二〇二〇年四月末日

著者敬白

【著者】
橳島次郎（ぬでしま じろう）
1960年横浜生まれ。東京大学文学部卒。同大学大学院社会学研究科博士課程修了（社会学博士）。専門は生命倫理、科学技術文明論。三菱化学生命科学研究所主任研究員、自治医科大学客員研究員、東京財団研究員などを経て、生命倫理政策研究会共同代表。著書に『脳死・臓器移植と日本社会』（弘文堂）、『先端医療のルール』（講談社現代新書）、『生命の研究はどこまで自由か』『精神を切る手術』『もしも宇宙に行くのなら』（以上、岩波書店）、『生命科学の欲望と倫理』（青土社）、『これからの死に方』（平凡社新書）、『移植医療』（岩波新書、出河雅彦氏と共著）などがある。

平 凡 社 新 書 9 4 5

先端医療と向き合う
生老病死をめぐる問いかけ

発行日——2020年6月15日　初版第1刷

著者————橳島次郎
発行者———下中美都
発行所———株式会社平凡社
東京都千代田区神田神保町3-29　〒101-0051
電話　東京（03）3230-6580［編集］
東京（03）3230-6573［営業］
振替　00180-0-29639
印刷・製本—図書印刷株式会社
装幀————菊地信義


ISBN978-4-582-85945-4
NDC 分類番号490.15　新書判（17.2cm）　総ページ208
平凡社ホームページ　https://www.heibonsha.co.jp/